Vinod Bandela
Saraswathi Kanaparthi
Ram Basany

# Osteoporose em medicina dentária

Vinod Bandela
Saraswathi Kanaparthi
Ram Basany

# Osteoporose em medicina dentária

ScienciaScripts

**Imprint**
Any brand names and product names mentioned in this book are subject to trademark, brand or patent protection and are trademarks or registered trademarks of their respective holders. The use of brand names, product names, common names, trade names, product descriptions etc. even without a particular marking in this work is in no way to be construed to mean that such names may be regarded as unrestricted in respect of trademark and brand protection legislation and could thus be used by anyone.

Cover image: www.ingimage.com

This book is a translation from the original published under ISBN 978-620-2-31477-0.

Publisher:
Sciencia Scripts
is a trademark of
Dodo Books Indian Ocean Ltd. and OmniScriptum S.R.L publishing group

120 High Road, East Finchley, London, N2 9ED, United Kingdom
Str. Armeneasca 28/1, office 1, Chisinau MD-2012, Republic of Moldova, Europe
Printed at: see last page
**ISBN: 978-620-8-05473-1**

**Introdução**

A osteoporose é uma doença óssea sistémica, insidiosa e progressiva, caracterizada por uma massa óssea reduzida e uma deterioração da microarquitectura do tecido ósseo, o que resulta em dores nas costas e numa postura encurvada que conduz a um risco acrescido de fratura.

Este termo entrou na terminologia médica em França e na Alemanha no século XIX como um termo descritivo que realçava a porosidade do aspeto histológico dos ossos humanos velhos. Antes disso, um artigo publicado por Sir Astley Cooper sugeria que certos tipos de fracturas se deviam a uma diminuição da massa ou da qualidade óssea relacionada com a idade. [1]

Esta doença tem claramente um impacto negativo na estabilidade dos dentes e na preservação do rebordo alveolar. Como o osso empobrecido é mais suscetível aos efeitos nocivos das forças mecânicas, a reabsorção do rebordo residual (RRR) é mais comum nestes pacientes. O tratamento protético de um doente com osteoporose deve, portanto, ter como objetivo melhorar o prognóstico, modificando o plano de tratamento de rotina e reduzindo as forças que causam a reabsorção óssea progressiva. Tanto os homens como as mulheres são afectados ao longo da vida, mas a prevalência é maior nas mulheres pós-menopáusicas. É evidente que metade de todas as mulheres na pós-menopausa sofrerão uma fratura relacionada com a osteoporose. [2]

**Definição de**

A osteoporose foi definida pela Organização Mundial de Saúde (OMS) em 1994 como "uma doença caracterizada por baixa massa óssea e deterioração microarquitectural do tecido ósseo, levando a um aumento da fragilidade óssea e, consequentemente, a um aumento do risco de fratura". É uma doença em que a densidade mineral óssea (DMO) em adultos jovens é, pelo menos, 2,5 desvios-padrão (DP) abaixo do valor médio de pico (T-score < - 2,5). [3,4,5]

**Epidemiologia**

A osteoporose é uma doença generalizada em todo o mundo, pelo que é considerada um grave problema de saúde pública. Estima-se que mais de 200 milhões de pessoas em todo o mundo sofram desta doença. [6] Ocorre em cerca de 1/3 da população feminina do mundo ocidental com mais de 65 anos de idade. [7] Nos Estados Unidos e na Europa, cerca de 30% de todas as mulheres na pós-menopausa sofrem de osteoporose. [8][9]Pelo menos 40% destas mulheres e 15-30% dos homens sofrerão uma ou mais fracturas durante a sua vida.

O envelhecimento global da população conduzirá a um aumento acentuado da osteoporose nas mulheres pós-menopáusicas.[10]

A incidência de fracturas na população é bimodal, com picos nos adolescentes e nos idosos. Nos jovens, predominam as fracturas dos ossos tubulares longos, que estão geralmente associadas a traumatismos graves e ocorrem mais frequentemente nos homens do que nas mulheres. A partir dos 35 anos, a incidência global de fracturas nas mulheres aumenta de forma acentuada, de modo que as taxas nas mulheres são duas vezes superiores às dos homens. [11]

A prevalência da osteoporose na população indiana é estimada: dos 230 milhões de pessoas com mais de 50 anos, 20% são osteoporóticas, de acordo com o censo de 2015. [12] Foi descrita uma elevada prevalência de fracturas por fragilidade na população branca, em particular nos caucasianos não hispânicos, enquanto foram encontradas taxas mais baixas na população negra. Na Europa, os países escandinavos apresentam a maior prevalência de fracturas por fragilidade. [13] As taxas de fratura são mais elevadas nos EUA e na Escandinávia do que no Reino Unido e na Europa Central. As estimativas para a população do Reino Unido são cerca de 20% inferiores. [11]

Foi demonstrado que uma primeira fratura é um fator de risco importante para uma nova fratura. Em pessoas que já sofreram uma fratura, o risco de uma nova fratura foi considerado 86% mais elevado. [14] Do mesmo modo, os doentes com antecedentes de fratura vertebral têm um risco 2,3 vezes superior de uma futura fratura da anca e 1,4 vezes superior de uma fratura distal do antebraço. [15]

[16]Em termos de etnia, verificou-se que as mulheres negras nos Estados Unidos têm uma DMO mais elevada do que as mulheres brancas e que as mulheres negras sofrem menos fracturas osteoporóticas do que as mulheres brancas.[17,18] Foram encontradas diferenças nas taxas de fratura da anca entre diferentes populações europeias pertencentes à mesma raça.[18] As razões para estas diferenças geográficas na incidência de fracturas da anca não são totalmente conhecidas, mas podem estar relacionadas com factores ambientais ou com uma combinação de factores genéticos e ambientais. [19]

**Nos homens:** As fracturas por fragilidade são a principal expressão clínica da osteoporose nos homens. As suas consequências imediatas e a longo prazo, moderadas por factores como a idade, o estado geral de saúde, a morbilidade associada e o estatuto socioeconómico, são determinantes importantes do peso da osteoporose nos homens. Desde a adolescência até à meia-idade, a incidência de fracturas é mais elevada nos homens do que nas mulheres, uma tendência que se inverte após a meia-idade.[20] O risco específico por idade de fracturas da coluna vertebral e da anca nos homens idosos é apenas cerca de 1/3 a 1/2 do que nas mulheres. Os homens apresentam o mesmo risco absoluto de fratura em idades mais avançadas[

][2123]

Os factores que podem contribuir para esta menor taxa de fracturas nos homens incluem uma maior massa óssea, com maior dimensão óssea alcançada durante o crescimento e mantida ao longo da idade adulta, e uma melhor preservação da estrutura trabecular na idade adulta, o que pode dever-se à maior prevalência de osteoporose nas mulheres. O número absoluto de fracturas é menor nos homens idosos do que nas mulheres, o que se deve tanto ao menor risco específico da idade como à menor esperança de vida dos homens.[24]

**Metabolismo do cálcio; sua importância na osteoporose**

Embora a maior parte do cálcio no organismo seja insolúvel, o cálcio solúvel é mantido num estado dinâmico através da constante absorção, troca, deposição, reabsorção óssea e excreção. A ingestão alimentar é a única forma de obter cálcio. Existem vários mecanismos pelos quais o cálcio é perdido do organismo, incluindo a depuração renal, a excreção de cálcio não absorvido nas fezes e a perda cutânea. Quando a quantidade de cálcio absorvido é superior à quantidade perdida, o cálcio em excesso deposita-se no esqueleto. Esta situação é conhecida como "balanço positivo de cálcio". Se, pelo contrário, a perda exceder a absorção, o cálcio é mobilizado do esqueleto para manter de forma óptima os limites estreitos de cálcio no líquido extracelular, o que se designa por "balanço negativo de cálcio". Um balanço negativo de cálcio que se mantém durante um longo período de tempo conduz à osteoporose. Por conseguinte, o principal objetivo das medidas preventivas e terapêuticas é manter um equilíbrio positivo de cálcio. Estudos sugerem que um aumento da ingestão de cálcio proporciona proteção contra a perda óssea relacionada com a idade nos ossos da mão, bem como no osso alveolar e no rebordo residual. [25,27]

[28,29]26Jowsey e Lutwak [ ] referiram que os suplementos de cálcio são eficazes na redução da perda óssea e mostraram que um rácio cálcio-fósforo inferior a 1 pode levar à osteoporose.

Num estudo realizado por Sorensen em 55 pacientes edêntulos, foi encontrada uma associação positiva entre a reabsorção elevada do rebordo e uma combinação de baixa ingestão de cálcio na dieta e baixa relação cálcio/fósforo na dieta, e também houve uma associação positiva significativa entre a reabsorção mínima do rebordo e uma combinação de alta ingestão de cálcio na dieta e alta relação cálcio/fósforo na dieta.[30]

[28,29][31][32][33]Jowsey relatou estudos que demonstram que a baixa ingestão de cálcio, a baixa relação cálcio/fósforo e a deficiência de vitamina D são factores importantes na perda óssea global e que a suplementação de cálcio pode atrasar a progressão da doença osteoporótica, o que foi

confirmado pelos estudos de Stein e Beller, Riggs et al, Horsman et al e Albanese. [34] [35][36]Coulston e Lutwak e Lutwak e colaboradores relataram que os indivíduos que tomaram 1 g de cálcio diariamente durante 12 meses mostraram um aumento na densidade óssea mandibular de aproximadamente 12,5%. No mesmo estudo, não foram observadas alterações significativas nos indivíduos que receberam um placebo. [37]Numa série de vários estudos clínicos que duraram até 3 anos, Albanese e colaboradores documentaram um aumento da densidade óssea em indivíduos que receberam suplementos de cálcio e vitamina D, em contraste com a diminuição da densidade óssea relacionada com a idade em indivíduos de controlo.

Foram identificados factores etiológicos para a osteoporose primária. Estes factores incluem níveis reduzidos de estrogénio em mulheres pós-menopáusicas, inatividade, abuso de álcool, uma dieta rica em fosfato, uma dieta pobre em cálcio, deficiência de vitamina D, corticosteróides, tabagismo, consumo de cafeína, uma dieta desequilibrada e stress.[38,39]

A vitamina D é outra ajuda terapêutica frequentemente utilizada devido ao seu papel importante no metabolismo ósseo. O metabolito ativo da vitamina D (1-alfa-25-di-hidroxi-vitamina D3) é, na realidade, uma hormona que é sintetizada pelo organismo através do efeito da luz solar na pele. O nível de vitamina D no corpo de uma pessoa é um resultado direto da exposição à luz solar e não depende da ingestão dietética da hormona.[40]

Devido ao seu papel terapêutico questionável e à sua potencial toxicidade, alguns investigadores concluíram que a toma de suplementos de vitamina D deve ser feita com grande precaução.[41-43]

Lund e colegas demonstraram uma redução da reabsorção óssea e um aumento da mineralização óssea em doentes com osteoporose que receberam cálcio e vitamina D. [44]

Hansson e Roos descreveram um aumento do conteúdo mineral ósseo em doentes tratados com fluoreto de sódio, cálcio e vitamina D. [45][46]Parsons e colaboradores relataram um aumento significativo do volume ósseo trabecular em doentes com osteoporose quando se tomava um suplemento de fluoreto de sódio, vitamina D e cálcio. Nordin e colaboradores sublinharam a importância da administração de vitamina D juntamente com cálcio para retardar a reabsorção óssea.[47] Um fornecimento adequado de vitamina D é essencial para a absorção e o metabolismo do cálcio. A deficiência de vitamina D é comum em doentes que não têm uma exposição significativa à luz solar natural. [48][49]Resultados negativos ou inconclusivos em ensaios de terapia com cálcio sem vitamina D foram relatados por Smith e colaboradores, Zanzi e colaboradores, e Aloia e colaboradores.[50]

Num estudo de Kenneth E. Wical et al., que efectuou um estudo duplamente cego durante um ano, verificou-se que a suplementação dietética com cálcio e vitamina D protegia significativamente contra a reabsorção indesejável do osso alveolar. [51] Albanese et al. registaram uma associação estatística entre a redução da densidade óssea e o baixo consumo de cálcio em mulheres com mais de 45 anos nos Estados Unidos.[37]

A Dose Diária Recomendada (DDR) atual é de 800 mg de cálcio/dia, enquanto a última proposta dos Institutos Nacionais de Saúde (NIH) aponta para uma ingestão diária de cálcio de 1000 a 1500 mg.[41,52] A recomendação da Organização Mundial de Saúde (OMS) é de apenas 400 a 500 mg de cálcio/dia, uma vez que a ingestão de cálcio na maioria das populações em todo o mundo é de 300 a 500 mg/dia, sem evidência de osteoporose. [52,53]

**A etiologia**

A osteoporose masculina, que se manifesta clinicamente sob a forma de fragilidade óssea, pode ser "primária" ou "secundária", consoante os defeitos esqueléticos qualitativos e quantitativos subjacentes se devam a caraterísticas ou alterações próprias da pessoa em causa, ou se é um epifenómeno de outra doença ou do seu tratamento. [24]

A osteoporose primária inclui a osteoporose relacionada com a idade, a osteoporose associada a uma doença específica (monogénica) (por exemplo, osteogénese imperfeita, síndrome do pseudoglioma da osteoporose) e a osteoporose "idiopática" em homens jovens. No entanto, as fronteiras entre a osteoporose primária e secundária não são absolutas, uma vez que nem sempre é claro se um determinado fator ambiental pode ser considerado um fator de risco puro que modula a expressão da osteoporose primária ou se, pelo contrário, desempenha um papel crucial na patogénese e deve, portanto, ser considerado uma causa secundária de osteoporose. É frequentemente afirmado que, em comparação com a osteoporose nas mulheres, uma maior proporção de casos nos homens são osteoporose secundária.[54]

No entanto, tal não foi oficialmente provado e é plausível que se trate de uma visão distorcida resultante do facto de os médicos examinarem menos casos de osteoporose primária nos homens. Mesmo os homens que sofreram uma fratura raramente são submetidos a uma medição da densidade óssea fora dos casos de suspeita de osteoporose secundária. Além disso, a avaliação nos homens é complicada pelo facto de não haver consenso sobre uma definição operacional de osteoporose, particularmente uma definição operacional baseada na densitometria óssea.[54-56]

As causas da osteoporose são as seguintes [24]

## Causas da osteoporose

**Primário:**

- Genética
- Idiopático
- Envelhecimento

**Secundário:**

Imobilização

Alcoolismo

Doenças endócrinas

- Hipogonadismo
- Síndrome de Cushing
- Hiperparatiroidismo
- Hipertiroidismo
- Diabetes mellitus (tipo 1)

Doenças gastrointestinais

- Pós-gastrectomia
- Doença celíaca
- Pós-cirurgia bariátrica
- Síndromes de má absorção (outros)
- Doença inflamatória intestinal
- Cirrose biliar primária

Doença pulmonar obstrutiva crónica

Pós-transplante

Artrite reumatoide

Anemia perniciosa

Hiperhomocisteinemia

Doenças neoplásicas

Mastocitose sistémica

Fibrose cística

Homocistinúria

Hipercalciúria

Hemocromatose

Insuficiência renal

Relacionados com a medicação

Glucocorticóides

Anticonvulsivantes

Quimioterapia

Glitazonas

Análogos da GnRH

**Factores de risco:** Os vários factores de risco para a osteoporose são amplamente classificados em factores modificáveis e não modificáveis. Hábitos como o tabagismo, a falta de exercício físico, doenças intestinais que levam a uma absorção inadequada de cálcio e fósforo, deficiência de vitamina D e doença renal podem ser modificados para reduzir o risco de osteoporose. Os factores de risco não modificáveis incluem a idade, o sexo, a história familiar, o estado da menopausa e a etnia. [2]

Abaixo encontrará uma lista de possíveis factores de risco para a osteoporose e fracturas relacionadas.[57]

**Factores de risco para osteoporose e fracturas ósseas**

**Fator de risco**

1) **Factores do estilo de vida:**

Álcool ($3 bebidas/dia)

Alumínio (por exemplo, antiácidos)

Excesso de vitamina A

Quedas frequentes

Consumo elevado de cafeína

Consumo elevado de sal

Imobilização (por exemplo, repouso na cama) ou atividade física insuficiente (por exemplo, comportamento)

Índice de massa corporal baixo

Baixa ingestão de cálcio

Consumo de tabaco (ativo ou passivo)

Insuficiência de vitamina D

2) **Factores genéticos**

Fibrose cística

Síndrome de Ehlers-Danlos

Doença de Gaucher

Doença de armazenamento do glicogénio hemocromatose

Homocistinúria Hipofosfatasia

Hipercalciúria idiopática

Síndrome de Marfan

Doença de Menkes

Osteogénese imperfeita

Fracturas da anca na história dos pais

Porfiria

Síndrome de Riley Day

3) **Estado hipogonadal**

Insensibilidade aos androgénios

Anorexia nervosa e bulimia

Amenorreia desportiva Hiperprolactinemia Panhipopituitarismo

Insuficiência ovárica prematura Síndrome de Turner, síndrome de Klinefelter

4) **Doenças endócrinas**

Insuficiência adrenal

Síndrome de Cushing

Diabetes mellitus

Hiperparatiroidismo

Tirotoxicose

5) **Perturbações gastrointestinais**

Doença celíaca

Bypass gástrico

Doença inflamatória intestinal

Malabsorção

Doença do pâncreas

Operações gastrointestinais anteriores

Cirrose biliar primária

6) **Doenças hematológicas**

Hemofilia

Leucemia e linfoma

Mieloma múltiplo

Anemia falciforme

Mastocitose sistémica

Talassemia

7) **Doenças reumáticas e doenças auto-imunes**

Espondilite anquilosante

Artrite reumatoide

Lúpus eritematoso sistémico

8) **Várias doenças e afecções**

Alcoolismo

Amiloidose

Acidose metabólica crónica

Insuficiência cardíaca congestiva

Depressão

Enfisema

Doença renal em fase terminal

Epilepsia

Escoliose idiopática

Esclerose múltipla

Distrofia muscular

Nutrição parentérica

Doença óssea após o transplante

Fracturas anteriores na idade adulta

Sarcoidose

9) **Medicamentos**

Anticoagulantes (heparina)

Anticonvulsivantes

Inibidores da aromatase

Barbitúricos

Agentes quimioterapêuticos

Ciclosporina A

Depo-medroxyprogesterone

Glucocorticóides ($5 mg/dia de prednisona ou equivalente durante $3 meses)

Agonistas da hormona libertadora de gonadotropina

Lítio

Agentes hipoglicémicos orais

Inibidores da bomba de protões

Tacrolimus

Inibidores selectivos da recaptação da serotonina

Outra lista de factores de risco para osteoporose e fracturas relacionadas em mulheres brancas na pós-menopausa

Mulheres:[58]

**Factores de risco importantes:**

- História de uma fratura na idade adulta
- História de uma fratura óssea num familiar de primeiro grau
- Baixo peso corporal (< cerca de 127 libras)
- Tabagismo atual
- Utilização de corticosteróides orais durante mais de três meses

**Factores de risco adicionais:**

- Deficiência visual
- Deficiência de estrogénios numa idade jovem (< 45 anos)
- Consumo de álcool em quantidades superiores a duas bebidas por dia
- Baixa ingestão de cálcio (ao longo da vida)
- Saúde precária/fraqueza
- Quedas recentes
- Baixa atividade física
- Demência

**Hormonas:** A deficiência de estrogénio que ocorre após a menopausa natural ou induzida cirurgicamente leva a uma dissociação entre osteoclastos e osteoblastos, que é responsável pela reabsorção óssea acelerada. [59]Esta perda óssea na menopausa é predominantemente trabecular e pode também ocorrer em mulheres na pré-menopausa, quando os níveis de estrogénio descem antes do último período menstrual.[60] Pensa-se que a deficiência de estrogénios aumenta a reabsorção óssea, em parte, ao provocar um aumento da produção parácrina de citocinas que reabsorvem o osso.[61] Estas citocinas parecem aumentar a reabsorção óssea, estimulando o desenvolvimento de precursores de osteoclastos e aumentando a atividade dos osteoclastos maduros.[62-66]

Sabe-se também que outras hormonas, para além dos estrogénios, influenciam a formação e a reabsorção óssea. É provável que sejam necessários níveis adequados de androgénios para atingir a DMO máxima e maximizar a resistência mecânica do osso. [67][68]Embora os níveis de androgénios nas mulheres comecem a diminuir com a idade, não existem provas claras sobre o papel dos androgénios na perda óssea na menopausa.

A conversão dos androgénios em estrogénios só se torna uma fonte importante de estrogénios após a menopausa.[69] O efeito endócrino da massa gorda sobre o osso pode ser mínimo antes da menopausa. [70]Após a menopausa, a massa gorda e o peso aumentam enquanto a massa isenta de gordura diminui, . A contribuição hormonal da massa gorda pode explicar a relação entre a massa gorda e a DMO.[71] O tecido adiposo contém aromatase, e esta enzima é responsável pela conversão de esteróides androgénicos em estrogénios. Quanto maior for a massa gorda, mais estrogénios são sintetizados.

Existem dados que demonstram que a progesterona tem um efeito estimulante na formação óssea, mas esta evidência provém de mulheres com ciclos menstruais anormais que estavam a tomar progesterona. [72,73] Num estudo com mulheres na pré-menopausa e na menopausa, não foi encontrada qualquer relação entre os níveis de DMO ou as taxas de perda óssea e os níveis de progesterona. [72]

A maioria dos estudos que analisaram a perda óssea após a menopausa sugere que a DMO depende do número de anos desde a menopausa e não da idade cronológica.[74-79] As mulheres pós-menopáusicas que tiveram uma menopausa precoce têm uma DMO significativamente mais baixa do que aquelas cuja idade da menopausa era normal. [80]Nordin e colegas acreditam que a menopausa precoce não é um fator de risco significativo para a osteoporose.

[81- 83]**Outros factores:** Foi demonstrado que várias medidas do tamanho do corpo estão associadas à DMO, particularmente o peso corporal e a altura, que estão positivamente associados à DMO, . No entanto, existe controvérsia sobre quais as caraterísticas da altura que são mais importantes para as mulheres na pré, peri e pós-menopausa. Reid et al. relataram, num estudo prospetivo de dois anos com 122 mulheres pós-menopáusicas com peso normal, que a taxa de perda óssea corporal total estava significativamente relacionada com a massa gorda e com a taxa de alteração da massa gorda. [84]

**Peso:** O peso é um importante fator de risco para a osteoporose. Muito pouco ou muito peso aumenta o risco de fracturas ósseas. A manutenção de um peso saudável promove a saúde dos ossos.

**Baixo peso**: As pessoas que pesam menos de 120 libras têm um risco mais elevado de fracturas ósseas. As pessoas mais pequenas e pequenas têm geralmente ossos mais pequenos. A força do impacto de uma queda pode ultrapassar mais facilmente a resistência de um osso mais pequeno do que de um osso maior. Além disso, as pessoas mais pequenas têm menos probabilidades de ter um amortecimento natural adicional em áreas como a anca.

**Excesso de peso - Obesidade**: Tradicionalmente, a obesidade tem sido vista como benéfica para a saúde óssea, uma vez que o peso corporal coloca uma tensão mecânica nos ossos. Investigações mais recentes mostram exatamente o oposto - uma associação negativa entre os ossos e a gordura que é complexa. A gordura, que anteriormente se pensava ser inerte, é na verdade metabolicamente ativa. Uma das formas como a gordura afecta os ossos é através da produção de factores inflamatórios que promovem o aumento da perda óssea. [85]

**Atividade física:** Os efeitos da atividade física na massa óssea têm sido amplamente estudados. A primeira evidência de uma ligação surgiu de estudos sobre os efeitos da inatividade no osso, particularmente os efeitos osteopénicos da ausência de peso nos astronautas durante os voos espaciais.[49] O papel da atividade física na manutenção da DMO durante a transição da menopausa e nos anos pós-menopausa é ainda controverso. Embora os resultados não sejam consistentes, existem várias revisões sobre os efeitos da atividade física na DMO das mulheres. [86-92]

Um estudo recente realizado por Uusi-Rasi K. concluiu que as mulheres de meia-idade que praticam uma atividade física vigorosa mais de duas vezes por semana têm um teor total de minerais ósseos mais elevado do que as mulheres que não praticam exercício ligeiro a moderado mais de uma vez por semana. [93]

**Cálcio:** Os resultados dos estudos sobre a relação entre a ingestão de cálcio na dieta e a perda óssea pós-menopausa e o efeito da suplementação de cálcio na perda óssea pós-menopausa são inconsistentes. [94]Heaney analisou 43 estudos publicados desde 1988 que relacionavam a ingestão de cálcio com a massa óssea, a perda óssea ou a fragilidade óssea. 26 estudos relataram que a ingestão de cálcio estava relacionada de alguma forma com a massa óssea, a perda óssea ou a fragilidade óssea, e 16 não relataram qualquer associação. Tal como referido no início do capítulo sobre o metabolismo do cálcio, a utilização de suplementos de cálcio revelou-se particularmente eficaz em mulheres com um baixo consumo de cálcio, uma idade média elevada e sinais clínicos de osteoporose.[95,96]

Em resumo, os dados da investigação sugerem que o cálcio tem um efeito positivo nalgumas zonas ósseas. Os dados não parecem apoiar um efeito benéfico do cálcio na perda óssea em mulheres na peri e pós-menopausa precoce.[94,97-99] O efeito máximo da suplementação com cálcio parece ocorrer numa dose de cerca de 1000 mg por dia. [98]

Os dados não são conclusivos relativamente aos benefícios de uma ingestão elevada de cálcio durante a transição para a menopausa e após a menopausa.

**Vitamina K:** [85]

A vitamina K é essencial para o metabolismo ósseo. Uma das suas funções é modificar as proteínas da vitamina K específicas do osso, incluindo a osteocalcina, que são cruciais para a formação óssea.

**Diferentes formas de vitamina K:** A vitamina K que ocorre naturalmente encontra-se na dieta em duas formas principais: Vitamina K1 (filoquinona) e Vitamina K2 (menaquinona). Existem várias formas de vitamina K2, mas descobriu-se que a menaquinona-4 (MK-4) e a menaquinona-7 (MK-7) desempenham um papel potencial na prevenção da perda óssea, para além da vitamina K1. A vitamina K1 encontra-se nos vegetais de folha verde e nos óleos vegetais. Várias formas de vitamina K2 encontram-se em alimentos fermentados, carne e produtos lácteos e são produzidas principalmente por bactérias intestinais. A MK-7 encontra-se nos alimentos fermentados tradicionais japoneses chamados natto e em alguns queijos. A MK-4 é convertida a partir da vitamina K1 no intestino.

**Vitamina D:** O organismo produz vitamina D3 ativa numa série de etapas coordenadas. A fonte natural de vitamina D3 é a radiação UVB do sol, que provoca a conversão do 7-dehidrocolesterol em pré-vitamina D3 na pele. Outras fontes de vitamina D são a alimentação ou os suplementos alimentares. Depois de a vitamina D3 ter sido formada através da exposição solar ou da ingestão de alimentos ou suplementos, são necessários mais dois passos para formar a vitamina D3 ativa:

1 - O fígado converte a vitamina D3 em 25-hidroxivitamina D (25OH-vitamina D ou calcidiol). Esta é a forma de armazenamento circulante da vitamina D. A análise ao sangue da vitamina D mede esta forma de vitamina D para determinar o seu estado de vitamina D.

2 - Os rins convertem a 25-hidroxi-vitamina D3 em vitamina D3 ativa (nome científico 1,25-di-hidroxi-vitamina D3 ou calcitriol). Esta forma ativa de vitamina D3 promove a saúde dos ossos e dos músculos. Alguma conversão local da vitamina D também ocorre fora dos rins, na mama, na próstata, no cólon e noutros tecidos, para produzir concentrações localizadas de vitamina D3 ativa.

**Ingestão diária recomendada de vitamina D:** As últimas diretrizes dos EUA foram publicadas em 2010 por um comité científico do Institute of Medicine (IOM). O comité estabeleceu novas diretrizes baseadas exclusivamente na investigação que apoia a saúde óssea. As diretrizes aumentaram os valores diários de vitamina D para todos os grupos etários, tendo como objetivo um nível sanguíneo de vitamina D de 20 miligramas por mililitro.

Dose diária recomendada de vitamina D, em unidades internacionais (UI), por grupo etário:

- Bebés 0 a 1 ano: 400
- De 1 a 70 anos: 600
- 70 anos ou mais: 800

**Individualizar a ingestão:** Devido a factores como o tamanho e a composição do corpo, a idade, a cor da pele e a radiação ultravioleta UVB da exposição solar, são comuns grandes variações nos níveis de vitamina D. Certifique-se de que toma pelo menos a quantidade recomendada diariamente. Se tiver peso a mais (gordura), normalmente precisa de mais vitamina D. A vitamina D é armazenada na gordura, pelo que é necessária uma maior quantidade para a encher.

**Para além dos ossos:** Uma grande quantidade de investigação observou efeitos positivos da vitamina D em numerosos problemas e doenças. Uma vez que a maioria destes estudos de investigação são observacionais, não é possível determinar a causa e o efeito. Estão atualmente em curso ensaios clínicos para investigar o papel da vitamina D na prevenção de outras doenças.

**Radiação ultravioleta:** Os raios solares são a principal fonte de vitamina D. Os raios solares produzem três tipos de radiação ultravioleta (UV): UVA, UVB e UVC. Tanto a UVA como a UVB atingem a superfície terrestre. Uma curta exposição aos raios UVB desencadeia a cascata de acontecimentos que conduzem à formação da vitamina D. No entanto, uma exposição excessiva aos raios UVA e UVB pode provocar o cancro da pele e o envelhecimento cutâneo. A proteção da pele com protetor solar também bloqueia a produção de vitamina D. Muitos outros factores influenciam a capacidade de obter uma produção suficiente de vitamina D a partir do sol.

**a. As estações do ano:** O ângulo do sol varia ao longo do ano, produzindo diferentes intensidades de radiação. Na maior parte dos Estados Unidos, a intensidade solar necessária para a produção de vitamina D só está disponível de maio a setembro.

**b. Hora do dia:** O sol do meio-dia é o mais intenso.

**c. Onde vive:** Quanto maior for a distância ao equador, menor será a intensidade solar. Uma maior altitude com uma atmosfera mais baixa aumenta a intensidade do sol.

**d. O tempo:** as nuvens, o nevoeiro ou a poluição atmosférica reduzem a radiação UVB.

Não confie no sol para lhe fornecer níveis suficientes de vitamina D durante todo o ano. Nos meses de verão, o protetor solar bloqueia a produção de vitamina D. No inverno, a radiação UVB não é suficiente para produzir vitamina D. [85]

[100][101-103] **Cafeína, tabaco e álcool:** A cafeína na alimentação conduz a um balanço negativo do cálcio através do aumento da perda na urina, mas a informação sobre o impacto do consumo de cafeína na massa óssea é limitada, com alguns estudos a não encontrarem qualquer associação, mas outros estudos a encontrarem efeitos negativos [104,105]

O tabagismo pode ser um fator de risco para fracturas vertebrais, do antebraço e da anca e está associado a uma menor DMO, tal como constatado em estudos transversais e longitudinais.[106-111] Os efeitos adversos do tabagismo no osso são provavelmente mediados por alterações no metabolismo endógeno dos estrogénios, com uma produção reduzida de estrogénios e um aumento da depuração metabólica nos fumadores.[112] Daniell formulou a hipótese de que o peso corporal mais baixo dos fumadores e os efeitos diretos ou indirectos na reabsorção óssea são responsáveis pelos efeitos adversos do tabaco na massa óssea. [107][109]Aloia et al. registaram uma associação negativa entre o tabagismo e a reabsorção de cálcio. [113]Sabe-se também que o tabagismo leva a uma menopausa mais precoce ( ), que é um fator de risco para a osteoporose. Os dados sobre a associação entre o consumo moderado de álcool e o metabolismo ósseo e a osteoporose são limitados; os resultados de estudos populacionais não mostram qualquer efeito do consumo de álcool na DMO em mulheres na pré e pós-menopausa.[114-122]

Poucos estudos relataram uma associação positiva entre o consumo moderado de álcool e a DMO em mulheres na pós-menopausa. [123-126] week.Um interessante estudo de Framingham, realizado por Felson e colegas com mulheres entre os 68 e os 96 anos, concluiu que as mulheres que bebiam pelo menos 16 bebidas alcoólicas normais por semana tinham, em média, 5 a 10% mais DMO no rádio, coluna vertebral e fémur proximal do que as mulheres que bebiam menos de 2 bebidas normais, depois de ajustadas para a idade, IMC e tabagismo [125].

Noutro estudo de Baudoin et al, verificou-se que o consumo moderado de álcool (11-29 g/dia) estava associado a um aumento significativo da DMO trocantérica em mulheres com 75 anos ou mais. Esta associação entre o consumo de álcool e a DMO pode dever-se a um aumento da conversão da androstenediona em estrona, mas são necessários mais estudos hormonais para confirmar este resultado em mulheres pós-menopáusicas. [126]

Em resumo, o risco de desenvolver osteoporose aumenta com a idade e a transição para a menopausa. Além disso, o baixo índice de massa corporal, a baixa ingestão de cálcio, os baixos níveis de atividade física e o tabagismo podem influenciar a DMO. A importância relativa destes factores para a DMO em mulheres de meia-idade não é totalmente compreendida. Como já foi referido, alguns dos factores de risco da osteoporose não são modificáveis, como o genótipo, a idade e a etnia. Outros, como a ingestão de cálcio, o tabagismo e a atividade física, são potencialmente modificáveis. [2,127,128]

**Fisiopatologia**

Na literatura, é feita uma distinção entre dois tipos de osteoporose: primária e secundária. A osteoporose primária é uma doença de origem desconhecida. Pode ocorrer com o aumento da idade e acelera durante a menopausa, também conhecida como osteoporose senil. A osteoporose secundária, por outro lado, é devida a causas conhecidas, que podem incluir factores nutricionais, estilo de vida ou o estado de saúde do doente. As doenças que podem estar associadas à osteoporose incluem mutações genéticas que levam a um estado hipogonadal, doenças endócrinas e doenças hematológicas como o mieloma múltiplo, a leucemia, doenças auto-imunes e a doença de Parkinson.

Tanto no tipo primário como no secundário, o mecanismo subjacente é um desequilíbrio entre a formação e a reabsorção óssea que leva ao desenvolvimento de um pico de massa óssea insuficiente, com o esqueleto a desenvolver massa e força insuficientes durante o crescimento. A insuficiente formação de novo osso e a excessiva reabsorção óssea levam ao desenvolvimento de tecido ósseo frágil.

Os factores hormonais determinam em grande parte a taxa de reabsorção óssea. A deficiência de estrogénios leva à osteoporose por: 1) aumentando a formação de osteoclastos e diminuindo a apoptose; 2) diminuindo a síntese de citocinas pró-inflamatórias, como as interleucinas 1 e 6, o TNF-a e a prostaglandina E2, levando a um aumento da formação de pré-osteoclastos na medula óssea. [2,129-131]

**Classificação**

A osteoporose divide-se em osteoporose primária (causa desconhecida) e osteoporose secundária (com uma etiologia identificável). A osteoporose primária subdivide-se ainda em osteoporose pós-menopausa tipo I (entre os 50 e os 70 anos) e osteoporose relacionada com a idade tipo II (mais de 70 anos), que afecta tanto o osso trabecular como o cortical. A osteoporose também pode ser dividida em osteoporose localizada e generalizada. A osteoporose generalizada pode ser primária ou secundária. [2,132,133]

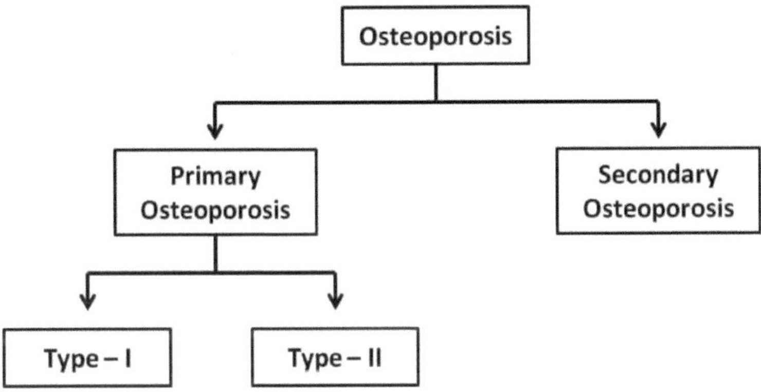


Com base na observação de raios X, os doentes foram classificados em quatro grupos de acordo com a gravidade da osteoporose, segundo a classificação de Jikei. [134]

Grupo I: Foi observada uma diminuição da densidade óssea e da largura trabecular nas radiografias classificadas como normais ou osteoporose precoce.

Grupo II: Na classe I, as trabéculas horizontais são reduzidas e as trabéculas verticais são pronunciadas. Grupo III: A diminuição das trabéculas horizontais é mais acentuada e as trabéculas verticais são esparsas como na classe II.

Grupo IV: As trabéculas horizontais quase desapareceram e as trabéculas verticais são indistintas na classe III.

**Caraterísticas clínicas**

O primeiro sintoma da osteoporose é frequentemente uma dor aguda nas costas, que ocorre em repouso ou durante actividades de rotina, tais como curvar-se, levantar-se de uma posição sentada, levantar um objeto pesado, etc. O movimento da coluna vertebral é severamente restringido, sendo a flexão mais reduzida do que a extensão. O movimento da coluna vertebral é severamente restringido, sendo a flexão mais reduzida do que a extensão. A dor é pior quando se está sentado ou de pé e é aliviada pelo repouso na cama numa posição totalmente reclinada. A tosse, os espirros e o esforço para evacuar podem agravar a dor. O doente caminha lentamente, mas a marcha é normal. As fracturas por compressão anterior da coluna torácica podem causar cifose torácica (corcunda de viúva), uma postura encurvada caraterística da osteoporose. A perda de altura das

vértebras é geralmente gradual e indolor e é acompanhada por uma perda de altura dos discos intervertebrais. Devido à redução do tamanho das cavidades torácica e lombar, o doente sente-se frequentemente cheio e inchado, mesmo quando ingere pequenas quantidades de alimentos.
Tal como acontece com a hipertensão, a osteoporose tem frequentemente um longo período de latência antes do aparecimento de sintomas clínicos ou complicações. As sequelas mais comuns são as fracturas por compressão dos corpos vertebrais e as fracturas das costelas, dos fémures proximais, dos úmeros e dos rádios distais. [135]
As fracturas patológicas estão entre as manifestações clínicas mais óbvias da osteoporose. [136]
Nos doentes com osteoporose, bem como nos idosos, as fracturas são frequentemente o resultado de uma queda. Numerosos factores predisponentes foram descritos em estudos recentes sobre quedas em pessoas idosas. [137,138]

As causas intrínsecas incluem perturbações neurológicas e músculo-esqueléticas, perturbações cardiovasculares e perturbações visuais, que são comuns em pessoas osteoporóticas. Os factores extrínsecos incluem a utilização de sedativos, a utilização excessiva de medicamentos sujeitos a receita médica, iluminação fraca, pisos desordenados e outros obstáculos, como tapetes espalhados, lancis e escadas.[139-142]
Com a diminuição do amortecimento dos tecidos moles que absorvem o impacto, a resistência ao traumatismo é menor e a massa óssea é também menor, o que pode contribuir para uma maior incidência de fracturas. As pessoas com muita gordura corporal ou músculos bem desenvolvidos correm, portanto, menos risco de sofrer uma fratura em caso de queda. [136]

Wical e Swoopel propuseram que a doença oral é uma manifestação de osteoporose, que Atwood denominou "redução do rebordo residual" (RRR). Este conceito foi contestado por Ward e colegas, mas é apoiado por Albanese, Massler e Krook et al. que encontraram semelhanças e correlações entre a reabsorção óssea alveolar e a osteoporose esquelética geral. I 25,, ,143146
Atwood descreveu a redução do rebordo residual como uma entidade de doença oral importante que depende de vários factores, incluindo factores anatómicos, biológicos e mecânicos. [147] Wical e Swoope sugeriram que este tipo de reabsorção como "doença oral" é uma manifestação de osteoporose. [25]11481149Baxter e Rowe[ ] afirmaram que a perda óssea osteoporótica deve ser considerada como contribuindo para a etiologia e patogénese do processo da doença em pacientes que exibem uma reabsorção óssea rápida e persistente sob próteses bem ajustadas. Pode também resultar na perda prematura de dentes e na necessidade de reposicionamento mais frequente dos utilizadores de próteses. Os esforços para tratar ou prevenir as manifestações dentárias da

osteoporose podem simultaneamente ajudar o doente a evitar as consequências mais graves desta doença. Isto pode levar à frustração tanto para o dentista como para o doente, à medida que a perda óssea inexplicável progride. Os pacientes regressam frequentemente com desconforto e intolerância às suas próteses.[148]

Nedelman e Bernick descreveram claramente a osteoporose do maxilar superior e inferior com base em exames histológicos e referiram que "a perda de substância óssea no maxilar pode ser mais um reflexo do que está a acontecer nos outros ossos do corpo". [150]

Em resumo, as principais manifestações clínicas incluem fracturas vertebrais e da anca, embora estas possam ocorrer em qualquer parte do esqueleto. As fracturas da coluna vertebral incluem perda de altura, aumento da escoliose ou cifose, dores lombares significativas e limitação da amplitude de movimentos. As manifestações dentárias incluem: O osso cortical no ângulo mandibular torna-se significativamente mais fino e deixa de ser claramente visível no bordo anterior do ramo; na maxila, é mínimo ao longo da crista alveolar. [2]

**Critérios de diagnóstico da OMS** [151]

A OMS definiu os critérios para a avaliação do risco de fratura e da osteoporose no âmbito de um comité de peritos.

**OMS-1:** A OMS avaliou o risco de fratura e a sua aplicação ao rastreio da osteoporose pós-menopáusica em 1994. O grupo científico definiu a osteoporose com base na DMO. Para definir as categorias, é utilizado um valor normalizado, o chamado "**T-score**", que compara a DMO com os valores médios de mulheres jovens saudáveis.

As categorias para o diagnóstico são:

1. Normal (pontuação T -1,0 e superior)
2. Baixa massa óssea, conhecida como osteopénia (T-score entre -1,0 e -2,5)
3. Osteoporose (T-score -2,5 e inferior)
4. Osteoporose grave (T-score -2,5 e inferior com história de fracturas)

Este critério categorizado por eles aplica-se apenas a mulheres brancas na pós-menopausa, uma vez que os dados da investigação se limitaram principalmente a este grupo. Além disso, o diagnóstico baseou-se apenas em três locais de medição do esqueleto: Coluna lombar, anca ou antebraço.

**OMS-2**: Em 2004, outro grupo científico reuniu-se para reavaliar a avaliação da osteoporose. Em 2008, foi publicada uma descrição revista da osteopenia e da avaliação da osteoporose. O grupo concluiu que a definição do risco de fratura apenas pela DMO não capta a maioria das pessoas em risco de fratura. Além disso, os estudos sobre homens e mulheres não brancas forneceram estimativas do risco de fratura nestas populações.

A avaliação revista inclui a DMO com "**factores de risco**" selecionados para fracturas, juntamente com a altura e o peso. É calculada uma pontuação de risco de fratura, designada **FRAX**, para determinar a probabilidade de fratura a 10 anos. São atribuídas duas pontuações: a probabilidade de uma fratura da anca e a outra para uma fratura osteoporótica grave, definida como uma fratura do pulso, do ombro, da anca ou da coluna vertebral dolorosa.

**Critérios de intervenção**: Cada país definiu critérios diferentes para a recomendação de tratamento com medicamentos para a osteoporose. Nos Estados Unidos, a National Osteoporosis Foundation (NOF) publicou novas diretrizes ao mesmo tempo que a OMS-2. As diretrizes de tratamento foram desenvolvidas com base no risco de fratura e num modelo custo-eficaz para reduzir o risco através da utilização de medicamentos para a osteoporose. As diretrizes de tratamento aplicam-se a mulheres pós-menopáusicas de todas as etnias e a homens com 50 anos ou mais.

Três categorias principais são definidas como grupos de alto risco que devem considerar o tratamento com medicamentos aprovados pela FDA para reduzir o seu risco:

1. Fracturas da anca ou da coluna vertebral no passado
2. DMO no intervalo de osteoporose (T-score de -2,5 ou inferior)
3. DMO no intervalo de baixa massa óssea ou osteopenia com um risco de fratura mais elevado, definido pela pontuação FRAX para
    a. Fracturas osteoporóticas graves Probabilidade de 20% ou mais em 10 anos

    OU

    b. Fracturas da anca Probabilidade a 10 anos de 3% ou superior

**Pontuação Z:** Este é um número normalizado que pode ser visto nos resultados ou relatórios do exame de densidade óssea. A sua DMO em cada local do esqueleto medido é comparada com uma base de dados de referência da mesma idade, etnia e género. A utilização deste valor calculado depende da idade e do estado da menopausa.

**O Z-score é utilizado para o diagnóstico:** O Z-score é utilizado para diagnosticar a osteoporose em crianças, mulheres na pré-menopausa e homens com menos de 50 anos, utilizando os critérios definidos pela Sociedade Internacional de Densitometria Clínica:

- Se a pontuação Z for -2,0 ou inferior, o resultado é "abaixo da faixa etária esperada".
- Se a pontuação Z for superior a -2,0, o resultado é definido como "dentro do intervalo de idade esperado".

**Resultados do índice Z em mulheres e homens pós-menopáusicos**: Em mulheres e homens pós-menopáusicos com 50 anos ou mais, é utilizado um número normalizado diferente, o chamado **"índice T"** (ver acima), para o diagnóstico. Um valor baixo de Z-score neste grupo pode indicar que outros factores podem estar a contribuir para os resultados de baixa densidade óssea. Uma investigação mais aprofundada para determinar as causas da baixa densidade óssea pode ser benéfica para identificar problemas ocultos, como deficiência de vitamina D, doença celíaca, perda urinária excessiva de cálcio ou níveis elevados de hormona paratiroide. No entanto, não foi identificado nenhum valor específico de pontuação Z que se correlacione com a descoberta de problemas subjacentes ou das chamadas "causas secundárias". [151,152]

## Medidas de diagnóstico

### Que osso deve ser medido?

O trabalho pioneiro de Cameron e Sorenson revolucionou a investigação e o tratamento das doenças ósseas metabólicas (especialmente a osteoporose) utilizando a absorciometria de raios gama. [153]

Tem havido uma clara progressão da avaliação visual da osteoporose nas radiografias para a medição da largura cortical e a densitometria óssea periférica utilizando a absorciometria de fotão único (SPA), para a absorciometria de fotão duplo (DPA) da coluna vertebral e do colo do fémur e, finalmente, para a absorciometria de raios X de dupla energia (DEXA). Outras técnicas, como a análise por ativação com neutrões e a histomorfometria do osso da crista ilíaca, deram importantes contributos para a investigação, mas não são tão facilmente aplicáveis aos cuidados de saúde de rotina dos doentes. Tal como acontece com todos os desenvolvimentos técnicos e científicos, há uma tendência para que o mais recente seja visto como o melhor. [154]

Johnston et al. afirmam que "para diagnosticar a osteoporose da coluna vertebral... a massa óssea da coluna vertebral de um doente deve ser medida". [155] Mazess e colaboradores concluíram que "as medições do rádio são imprecisas, mesmo em média, como indicador da condição da coluna vertebral". [156][157] Riis e Christiansen confirmaram que a medição do antebraço é superior à medição da coluna vertebral para estudos longitudinais devido à sua elevada precisão. Atualmente, é possível diagnosticar a osteoporose apenas através da densitometria e comparar diferentes tratamentos utilizando a mesma técnica. [158]

Independentemente dos locais medidos, haverá sempre pessoas que estão dentro do intervalo normal num local e fora dele noutro. Parte desta discrepância é técnica e parte é biológica, mas é um erro concluir que as medições na coluna vertebral e na anca são inerentemente melhores do que as do antebraço. Com base nos estudos retrospectivos de prevalência de fracturas, parece bastante possível que o SPA do antebraço se torne o procedimento padrão de escolha para o rastreio e diagnóstico da osteoporose na população.

**Avaliação da perda óssea:**

Os diferentes métodos de avaliação dos ossos são descritos a seguir. [159]

**Métodos de avaliação dos ossos:**

1. **Osso sistémico**

   **1.1 Absorciometria**

   Absorciometria de fotão único

   Utiliza uma fonte de raios gama como o I125

   Avaliação da massa óssea e do conteúdo mineral nas zonas periféricas

   Absorciometria de fóton duplo

   Utilização de isótopos com 2 energias de raios gama, como o gadolínio153 Facilita a digitalização de partes do corpo mais espessas com tecidos moles sobrepostos

   **1.2 Absorção de raios X de dupla energia (DXA)**

   Utiliza uma fonte de raios X

   Mede a densidade e a massa óssea em unidades de $g/cm^2$

   Pode ser utilizado em locais centrais e periféricos

   **1.3 Tomografia computorizada quantitativa (QCT)**

   Permite a medição direta da densidade óssea trabecular ou total

   As unidades são $g/cm^3$

   Dose de radiação relativamente elevada

   **1.4 Medições baseadas em imagens de raios X**

   Medições da espessura cortical e outros índices

   Dimensão fractal

2. **Sítios intra-orais (ferramentas de investigação)**

   **2.1 Adaptação da absorciometria ou DXA**

   **2.2 Medições de filmes panorâmicos**

   Espessura cortical e outros índices

   **2.3 Medições de filmes intra-orais**

   Espessura cortical e outros índices

Medição da altura do osso ou da crista

[2]Densidade óssea aparente expressa em unidades arbitrárias com base numa cunha de referência Radiografia de subtração digital (alterações na altura do osso [mm] ou na densidade [mg/mm])

Dimensão fractal

**Através de radiografias:** Os raios X não são capazes de quantificar a densidade mineral óssea. Uma radiografia normal só consegue reconhecer uma baixa densidade óssea a partir de uma perda óssea de cerca de 30 %. Por conseguinte, os raios X não são utilizados para avaliar a densidade óssea e o risco de fratura. No entanto, os raios X são utilizados para diagnosticar fracturas. Se se suspeitar de uma fratura, mas esta não for óbvia, como por exemplo uma fratura de stress, pode ser aconselhada a realização de mais exames com uma cintigrafia óssea de medicina nuclear ou uma ressonância magnética.[85]

Sendo uma das doenças metabólicas mais comuns, a osteoporose caracteriza-se pela redução da massa óssea e pelo adelgaçamento do osso esponjoso e conduz frequentemente a fracturas vertebrais, da anca ou do antebraço [160-162].

A medição da DMO é o método mais importante para diagnosticar a osteoporose, uma vez que os doentes com valores baixos de DMO têm um risco acrescido de sofrer uma fratura óssea.[163-167]

**A ecografia como ferramenta de diagnóstico:** A ecografia é utilizada para avaliar a densidade óssea e o risco de fratura. O osso osteoporótico, que é mais poroso, transmite as ondas sonoras mais lentamente do que o osso normal, mais denso. Os resultados de um exame de ultra-sons podem estimar o risco de uma fratura num determinado local. Em

Nos EUA, apenas os aparelhos que medem o calcanhar são autorizados a ser utilizados. Estes aparelhos medem a velocidade do som e não utilizam radiação. No entanto, os aparelhos de ultra-sons do calcanhar não podem diagnosticar a osteoporose ou monitorizar a resposta ao tratamento com um medicamento para a osteoporose. [85]

**Avaliação da perda óssea oral:**

Sabe-se que a osteoporose leva a uma redução da massa óssea da mandíbula e a alterações na estrutura mandibular, particularmente na borda inferior.[168-176] Recentemente, tem sido relatado que a osteoporose está associada a alterações nas trabéculas em radiografias dentárias. [177,178]

Em contrapartida, os estudos sugerem que as radiografias dentárias podem desempenhar um papel útil no rastreio da osteoporose nos doentes. Existe um consenso crescente de que o rastreio da osteoporose deve incluir dados antropomórficos e clínicos, como a idade, a altura, a terapia de substituição hormonal, a ingestão de cálcio, a atividade física e os hábitos tabágicos, em vez de se basear apenas na DMO.[179,180]

Estudos efectuados por Kribbs et al. demonstraram que a densidade e a massa óssea, bem como o adelgaçamento do osso cortical no gónio, aumentam com a idade em indivíduos normais. Em pessoas com osteoporose, no entanto, estes são afectados em maior grau e menos dentes são retidos do que em pessoas normais. [181,182] Horner et al. verificaram que a inclusão de informação clínica acrescentava valor às medições da espessura do bordo inferior da mandíbula para identificar indivíduos com baixa massa óssea.[183] Payne et al. relataram que as mulheres pós-menopáusicas com deficiência de estrogénio têm uma perda de densidade óssea alveolar, utilizando CADIA (análise de imagem densitométrica assistida por computador). [175]

A perda dentária foi maior na população osteoporótica do que na população normal. Este facto só foi estatisticamente significativo na avaliação da perda dentária no maxilar inferior. Para além disso, uma percentagem muito maior do grupo osteoporótico era desdentada do que o grupo normal. [171] Embora a perda óssea generalizada seja caraterística da osteoporose, o primeiro sinal pode ser a perda de osso alveolar, seguida da perda de vértebras e ossos longos.[184,185]

Num estudo realizado por Byung Do Lee et al, verificou-se que a idade dos indivíduos e a análise da estrutura do osso interdentário eram úteis na identificação de mulheres com baixa densidade mineral óssea femoral ou lombar, mas as limitações do estudo residem no facto de os indivíduos serem mulheres jovens e pós-menopáusicas, enquanto as amostras masculinas eram constituídas principalmente por homens. [186]

O dentista, em colaboração com o médico do paciente, pode estar numa posição única para facilitar a prevenção, o diagnóstico precoce e o tratamento desta doença debilitante.[148,187]

Em resumo, a parte cortical da mandíbula é mais dependente da perda óssea global do que a parte trabecular ou a altura restante do processo alveolar. Foi relatado que o osso cortical vestibular distal ao forame mental se correlaciona melhor com os valores de densidade mineral esquelética do que o osso cortical lingual. Os sinais orais de osteoporose podem incluir reabsorção excessiva do rebordo alveolar, perda de dentes, doença periodontal destrutiva crónica, dor no seio maxilar ou fracturas. A reabsorção do osso alveolar é influenciada pela gravidade da doença periodontal subjacente e pela qualidade da prótese, se o doente usar prótese. As radiografias panorâmicas dentárias são utilizadas por rotina para o rastreio de doenças dentárias. Os achados acidentais detectados nas radiografias panorâmicas podem ser utilizados para identificar mulheres que não têm consciência da sua baixa DMO. Foram desenvolvidos vários índices de corticalidade mandibular, incluindo o índice de corticalidade mandibular (MCI) e o índice panorâmico mandibular (PMI), para avaliar a qualidade da massa óssea mandibular e detetar sinais de reabsorção em radiografias panorâmicas para identificar osteopenia. [2]

**Rastreio dentário da osteoporose** [2]

As radiografias do maxilar superior e inferior são recomendadas para o rastreio de doentes com osteoporose. Normalmente, as radiografias ao tórax são um procedimento médico comum com o qual o público em geral está familiarizado. Em comparação, a exposição à radiação das radiografias dentárias é potencialmente menor do que a do resto do corpo e dos efeitos protéticos da osteoporose.

A densidade óssea pode ser avaliada por um protésico através de medições lineares (análise morfométrica) ou através da medição da densidade óssea ótica (análise densitométrica), embora seja inegável que a avaliação qualitativa da densidade óssea através de radiografias simples é influenciada pelo grau de penetração dos raios X utilizados (por exemplo, os raios X de maior energia fazem com que o osso pareça menos denso). A análise morfométrica inclui o índice mental, que mede a largura média do osso cortical inferior abaixo dos dois forames mentais. Devlin e Horner sugeriram que esta medição poderia ser uma medida exacta da osteoporose.

O Índice Gonial - mede a espessura média do osso cortical inferior da mandíbula no ângulo da mandíbula.

O índice antegonial relatado por Ledgerton em 1999 foi medido na região do entalhe antegonial. Bras sugeriu que uma espessura cortical inferior a 1 mm é um indicador de osteoporose.

O Índice Mandibular Panorâmico (PMI) - de Benson et al., 1991 - é a razão entre a espessura do córtex mandibular abaixo do forame mental e a distância entre a borda inferior do forame mental e o córtex mandibular inferior.

Ao medir a espessura da cortical mandibular (MCT), é traçada uma linha na radiografia panorâmica através do centro do forame mental e perpendicular a uma tangente ao bordo inferior da mandíbula, semelhante ao PMI. A espessura do osso cortical mandibular é medida ao longo desta linha em ambos os lados e o valor médio é calculado. Taguchi et al. sugeriram que o Índice Cortical Mandibular (ICM) desenvolvido por Klemetti em 1994 era adequado para o rastreio, no qual a margem cortical inferior é examinada com uma lupa com uma ampliação de 4x e classificada da seguinte forma

**C1:** A margem endosteal do córtex é uniforme/afiada em ambos os lados.

**C2:** Borda com defeitos semilunares (cavidades de reabsorção) num ou em ambos os lados com 1-3 camadas de restos corticais espessos.

**C3:** A margem endosteal consiste inteiramente em restos corticais espessos e é claramente porosa.

Haster et al [19] também classificaram o ICM de acordo com o género:

**C1:** observa-se nos homens, C2: observa-se frequentemente nos homens e C3: observa-se apenas nas mulheres.

Halling verificou que um resultado negativo de MCI tem um elevado poder preditivo para a osteoporose, o que é confirmado por medições DEXA. No entanto, Ledgerton et al. verificaram que esta análise pode não ser sensível, uma vez que é necessário perder 30-40% do osso antes de este se tornar visível nas radiografias.

A análise densitométrica é efectuada utilizando um densitómetro ótico, em que a luz que atravessa o osso é comparada com um material de referência "step wedge" de densidade conhecida. A cunha de degrau pode ser constituída por uma liga de alumínio, cobre, níquel, cloreto de cálcio, cloreto de césio, etanol ou água, dispostos em oito etapas de 0,02 a 0,06 polegadas de espessura, proporcionando assim uma gama de densidades ópticas. Foram encontradas diferenças significativas entre pacientes osteoporóticos e não osteoporóticos nos valores determinados densitometricamente, mas estes não se correlacionaram com as medições DEXA da DMO mandibular. Ledgerton et al. afirmaram que as medições da densidade óssea mandibular utilizando DEXA podem ser ideais para o rastreio da osteoporose devido ao elevado coeficiente de correlação, maior sensibilidade e especificidade. No entanto, Klemetti salientou que esta medição fornece informações sobre a parte basal e não a parte alveolar da mandíbula, pelo que os resultados reflectiriam os efeitos das inserções musculares e não a osteoporose.

Outros investigadores expressaram dúvidas sobre a delineação dos efeitos da osteoporose e da doença localizada nas medições da DMO mandibular. Knezovic Zlataric referiu que a densidade mandibular é difícil de avaliar devido ao problema da sobreposição dos lados contralaterais e à possível presença de coroas e próteses parciais fixas. White e Rudolph apoiaram a hipótese de que os pacientes com osteoporose têm um padrão trabecular alterado na mandíbula em comparação com indivíduos saudáveis.[2]

**Análise de imagem** densitométrica **assistida por computador** (CADIA): trata-se de um método prático para medir a alteração da densidade óssea do rebordo alveolar. Envolve a comparação de duas imagens em série tiradas com uma geometria de projeção padronizada e ajustada para as diferenças de densidade nas imagens, o que indica a profundidade da lesão na direção vestibulolingual. Trata-se, portanto, de uma descrição volumétrica da alteração da densidade. [188]

**Considerações dentárias sobre a osteoporose**

Alguns estudos descobriram experimentalmente que a DMO está relacionada com a perda óssea interproximal em mulheres pós-menopáusicas e apontaram a osteopenia como um possível fator de risco para a doença periodontal. Em mulheres com baixa DMO e alta acumulação de cálculo, a perda periodontal clínica foi maior do que em mulheres com DMO normal e acumulação de cálculo semelhante. A suplementação com soro de estróide reduz a inflamação gengival e a perda de fixação, que é a causa da perda dentária precoce em mulheres com osteoporose no início da menopausa. Taguchi et al. sugeriram que a perda de dentes posteriores pode estar associada não só a uma diminuição da altura do osso alveolar, mas também da DMO alveolar.

A reabsorção do rebordo residual em pacientes com próteses totais é um fenómeno biológico resultante de uma redução da carga biomecânica no osso, que reduz as tensões no interior e na superfície periosteal do osso, levando à reabsorção. Uma revisão da literatura dos últimos 15 anos mostra a relação entre a reabsorção do rebordo residual e o BMC. Hirai T et al. salientaram que a osteoporose influencia fortemente a redução do rebordo residual em pacientes edêntulos. Vários outros estudos também concluíram que a altura do rebordo mandibular e a perda óssea local ou sistémica são significativas. [2]

**Osteoporose e reabsorção do rebordo residual (RRR)**

Após a extração dentária, o alvéolo ósseo e os tecidos moles adjacentes sofrem uma série de reacções de reparação dos tecidos, incluindo inflamação aguda, rápida restauração da integração epitelial e remodelação do tecido conjuntivo. As evidências histológicas de formação óssea ativa na base do alvéolo e de reabsorção óssea na margem do alvéolo podem ser observadas logo duas semanas após a extração do dente, e o alvéolo enche-se gradualmente de osso recém-formado no espaço de aproximadamente seis meses. [189]

São necessárias cerca de 4 a 6 semanas para a formação de osteoide ou nova matriz óssea. No entanto, são necessários cerca de 6 meses para que a matriz óssea recém-formada esteja totalmente mineralizada.[190]

A rápida remodelação óssea desaparece nesta altura, mas a reabsorção óssea contínua pode persistir na superfície externa da área da crista do osso alveolar remanescente, levando a alterações morfológicas significativas no osso e nos tecidos moles sobrejacentes ao longo dos anos.[191] Este fenómeno foi designado por RRR. [147][192]Os pacientes com RRR grave apresentam alterações significativas no contorno facial médio a inferior e têm grande dificuldade em aceitar tratamentos protéticos subsequentes.[193]

Nishimura et al. realizaram um estudo para analisar o padrão de RRR do ponto de vista da alteração morfológica do osso alveolar residual em pacientes completamente desdentados. Foi desenvolvido um índice simples de knife-edge (KEI) para quantificar o padrão de alteração bidimensional na sínfise mandibular seccionada sagitalmente, indicando o grau de estreitamento labio-lingual em relação à redução da altura. Os valores do KEI foram estatisticamente mais elevados nas mulheres do que nos homens e estavam relacionados com a alteração osteopénica longitudinal medida no segundo ponto do corpo vertebral.[194]

[195][25]Kelsey, Wical e Swoope investigaram o papel dos factores sistémicos na reabsorção do rebordo alveolar, utilizando radiografias panorâmicas para avaliar a reabsorção na mandíbula, e sugeriram que este método de estimar e descrever a extensão da reabsorção óssea poderia facilitar o estudo desta doença, fornecendo uma base anatómica para classificar ou agrupar pacientes com diferentes graus. Wical e Brussee investigaram os efeitos da suplementação de cálcio nos rebordos alveolares de pacientes com próteses imediatas.[196] Verificou-se que a suplementação com cálcio e vitamina D reduziu a reabsorção. Atwood sugeriu que a reabsorção do rebordo alveolar pode ser uma manifestação oral comum da osteoporose e observou que as fracturas patológicas também ocorrem na mandíbula. É concebível que a osteoporose possa influenciar as taxas de reabsorção mandibular ao ponto de provocar fracturas patológicas.

Num estudo realizado por Diana et al. na América, foi demonstrado que a osteoporose causada por uma ingestão elevada de proteínas e baixa de cálcio aumenta a reabsorção total do osso mandibular no rato Sprague-Dawley. Acrescentaram que a dieta americana relativamente rica em proteínas pode ser parcialmente responsável pela elevada incidência desta doença óssea neste país. Para além disso, as bebidas gaseificadas e os refrigerantes, que são ricos em fosfato, esgotam as reservas de cálcio nos ossos. A continuação deste tipo de dieta conduzirá à osteoporose em homens e mulheres ao longo do ano, especialmente nas mulheres. Com a combinação desta dieta e das alterações das hormonas gonadais, a osteoporose é inevitável.[197]

Linkswiler et al. relataram que um aumento da ingestão de proteínas em homens de 47 para 142 gramas por dia resultou num aumento da excreção urinária de cálcio e num balanço negativo de cálcio. Por conseguinte, foi colocada a hipótese de uma dieta rica em proteínas poder ser um fator na etiologia da osteoporose, aumentando tanto a absorção de cálcio como a reabsorção óssea. [198]

Diz-se que os esquimós do Ártico, que sempre tiveram um consumo elevado de carne, têm uma incidência invulgarmente elevada de osteoporose.[199] A RRR após a perda de dentes é uma resposta biológica bem descrita. O único estudo de caso-controlo parece indicar que o estado do

BMC na mandíbula é mais baixo em pacientes com osteoporose sintomática do que em mulheres saudáveis da mesma idade e menopausa, e que a osteoporose pode ser um fator de risco para a reabsorção severa do rebordo residual maxilar, enquanto esta associação não é clara na mandíbula. [2]

Postula-se que a redução do rebordo residual é uma condição biomecânica multifatorial, resultante de uma combinação de factores anatómicos, metabólicos e mecânicos. Em pacientes edêntulos, a RRR é um dos factores mais importantes que influenciam o suporte, a retenção, a estabilidade e a função mastigatória das próteses. [200]

Massler referiu que os protésicos estão numa posição estratégica para reconhecer os sinais precoces de osteoporose e educar o paciente geriátrico a comer bem. Este estudo também sugere fortemente que existe uma forte correlação entre a osteoporose e a altura do rebordo residual mandibular em pacientes desdentados.[201]

**Osteoporose e implantes dentários**

[202]Morris et al. analisaram a densidade dos ossos. Embora a osteoporose não seja claramente mencionada, são distinguidas quatro qualidades ósseas diferentes (BQ). A qualidade óssea 1 (BQ 1) é comparada com madeira dura densa, a BQ 2 com madeira ligeiramente menos densa, a BQ 3 com madeira macia e a BQ 4 com madeira muito macia, de acordo com a classificação de Lekholm-Zarb. [203][204-206][207]Todas as qualidades de osso parecem ter taxas de sobrevivência semelhantes, mas num estudo de Friberg et al. a maior falha foi encontrada na BQ 2.

A literatura mostra que um suporte de implante revestido com uma rosca quadrada, um comprimento de 10 mm ou mais e um diâmetro de 4 mm ou mais é mais adequado do que um suporte de implante cilíndrico maquinado com um comprimento inferior a 10 mm e um diâmetro de 4 mm. É possível obter um binário de descolamento mais elevado com uma superfície de titânio rugosa. Um maior comprimento do implante no osso oferece uma maior resistência ao binário e às forças de cisalhamento. Os implantes com um diâmetro grande (4,5 mm) requerem forças de extração mais elevadas. Um maior tamanho do colo, largura do implante ou forma da raiz aumenta o contacto com o osso. A forma da rosca é particularmente importante no que respeita às forças dinâmicas na interface óssea, de modo a melhorar a estabilidade. Os melhores resultados de contacto implante/osso foram obtidos com uma textura de superfície de implante jateada e gravada com ácido. As áreas posteriores da boca podem suportar forças maiores, mas têm uma densidade óssea mais baixa. [208-211] Em todos os estudos com baixa densidade óssea, os implantes Branemark foram examinados na mandíbula e no maxilar e revelaram taxas de fracasso entre 2 % e 15 %. [212-219]

As manifestações orais de osteoporose e perda óssea não são consideradas contra-indicações para a utilização de implantes dentários. [220-226] O risco de fracasso dos implantes não parece ser mais elevado neste grupo de pacientes. [227] Após a colocação de implantes osseointegrados em dez pacientes com mandíbulas edêntulas, as medições pré e pós-operatórias de BMC efectuadas com um scanner ósseo de duplo fotão GT45 na região pré-molar de ambos os lados da mandíbula mostraram um aumento da função e regeneração da perda de BMC relacionada com a idade. [228] Após um acompanhamento de 15 e 20 anos dos implantes Branemark, a perda óssea média foi de apenas 0,2 mm. [229,230] Não foi encontrada qualquer influência da idade ou do género na falha do implante na osteoporose. [231-235]

Esposito et al. referiram que a taxa de insucesso dos implantes dentários no maxilar superior é três vezes superior à do maxilar inferior. [236] Friberg et al. confirmaram este facto num estudo comparativo de 98 pacientes que tinham recebido 379 implantes: ocorreu uma perda de 21 implantes apenas na maxila. [237] Os factores mais importantes para a perda precoce de implantes parecem ser o trauma cirúrgico e a estrutura óssea do local do implante. Para a perda tardia de implantes, a peri-implantite e a sobrecarga do implante são os factores mais importantes. A condição óssea, a idade, a posição da mandíbula, o tipo de implante e a interface osso-implante foram analisados para avaliar a sua influência na osseointegração. [204,221]

[204,233,238,239][240]A osteoporose é mais pronunciada na maxila do que na mandíbula, uma vez que aí se encontra mais osso trabecular, existindo também diferenças específicas a cada local. [204,231,241-244][245]Este facto é confirmado por uma meta-análise de 73 publicações e por uma revisão retrospetiva. [246]

Em geral, a osteoporose não foi mencionada como um fator de risco para a falha do implante, exceto em algumas publicações. Em pacientes osteoporóticos, não foi encontrada qualquer diferença significativa entre a falha de implantes na maxila e na mandíbula.

[217][247]Jaffin e Berman relataram uma maior taxa de insucesso para implantes colocados em osso com baixa DMO e um aumento do tempo de osteointegração, enquanto Mori et al. observaram uma formação óssea insuficiente à volta do implante. [248]Von Wower et al. demonstraram que a DMO na cavidade oral de pacientes com osteoporose sistémica é significativamente mais baixa do que em indivíduos saudáveis. [249] Em contraste, Wakley et al. consideram que a presença de osteoporose no esqueleto axial ou apendicular não indica a presença da doença na maxila ou mandíbula e, se a doença estiver presente, não prevê um resultado desfavorável dos implantes dentários [215, 250]

Num estudo de Amorim et al. de 2006, não foi encontrada qualquer diferença significativa entre pacientes com e sem osteoporose quando se compararam pessoas com osso cortical normal e pessoas com osso cortical severamente ou moderadamente erodido na radiografia panorâmica.[251] Os efeitos da terapia hormonal na osteointegração dos implantes são controversos: [233]Um estudo retrospetivo encontrou um efeito positivo da substituição por estrogénio na maxila. Noutros estudos, não foi encontrada qualquer correlação entre a perda de implantes dentários e a substituição hormonal. [222,231,234,252][222,231]Duas revisões relataram o mesmo resultado para os implantes dentários, independentemente da substituição hormonal. Num estudo de revisão realizado por Bryant e Zarb, a formação óssea após a terapia com implantes não diferiu entre adultos mais velhos e mais jovens, apesar da maior incidência de osteoporose. [203]

**Osteoporose e sobredentaduras suportadas por implantes**

As sobredentaduras suportadas por implantes melhoram a força de mastigação e, por conseguinte, a carga sobre o maxilar, em comparação com as próteses totais convencionais. Hutton et al. efectuaram um estudo multinacional e multicêntrico de 133 indivíduos tratados com sobredentaduras implanto-suportadas na mandíbula e/ou maxila.[212] Os resultados sugerem que os indivíduos com qualidade óssea inferior (osso cortical muito fino com osso esponjoso de baixa densidade e baixa resistência) e reabsorção pronunciada do rebordo alveolar no local do implante têm o maior risco de fracasso do implante. Outro estudo parece indicar que um estado baixo de BMC nos antebraços pode ser um fator de risco para a falha do implante após enxerto ósseo na maxila. Nos estudos acima mencionados, não foi possível demonstrar qualquer correlação entre a falha do implante e a idade. A osteoporose na mandíbula antes do tratamento com implantes pode representar um risco para um ligeiro aumento da perda óssea marginal peri-implantar, mas não para o insucesso do implante no prazo de 5 anos. Tendo em conta os estudos acima mencionados, as sobredentaduras suportadas por implantes são o tratamento de eleição após a perda total de dentes devido ao seu efeito de preservação óssea e podem também ser recomendadas para pessoas com osteoporose.[2]

**Extração de dentes em doentes com osteoporose**

Os bifosfonatos orais são habitualmente prescritos para o tratamento da osteoporose e de outras doenças ósseas reabsorventes, como a osteoporose pós-menopáusica, a doença de Paget, a osteogénese imperfeita, a osteoporose juvenil idiopática e a osteoporose grave induzida por esteróides. Existem numerosas publicações sobre osteonecrose da mandíbula relacionada com bisfosfonatos (BRONJ) em doentes que tomam bisfosfonatos orais, como o alendronato e o risedronato. A maioria dos casos de BRONJ relatados na literatura está intimamente relacionada com doença dentária, extração dentária e/ou cirurgia oral.[253]

Em 2008, Edwards et al. recomendaram uma técnica cirúrgica conservadora com encerramento primário do tecido em conjunto com profilaxia antibiótica sempre que possível. Além disso, sugeriram que imediatamente antes e depois de procedimentos cirúrgicos que envolvam terapia com bifosfonatos, o paciente deve ser cuidadosamente irrigado com um enxaguamento contendo clorexidina até que o local esteja cicatrizado. [254] Em 2008, Regev et al. propuseram um novo protocolo para a extração dentária, no qual são colocados elásticos ortodônticos à volta das raízes. Isso leva a uma esfoliação lenta e gradual dos dentes. Neste estudo, todas as cavidades dentárias apresentaram cicatrização secundária do tecido mole e não houve evidência de inflamação ou osso exposto durante o acompanhamento de 9 meses. [255]

Malden et al (2009) sugeriram que a remoção de um dente deve ser realizada utilizando a técnica de extração menos traumática, de preferência extraindo um dente de cada vez ou através de uma abordagem sextante. Se existirem margens afiadas óbvias na parede do alvéolo ou áreas ósseas interradiculares, estas devem ser reduzidas seletivamente sem separar o periósteo do osso. [256]

Num estudo realizado por Mozzati et al. em 2013, 700 pacientes tratados com bifosfonatos orais foram selecionados para extracções dentárias. Das 1480 extracções envolvidas, 864 foram realizadas no maxilar inferior e 616 no maxilar superior. Os doentes foram divididos em dois grupos: 334 foram tratados com cirurgia conservadora e encerramento primário (protocolo A) e os outros 366 com separação não traumática e encerramento secundário (protocolo B). Todos os pacientes foram tratados com antibióticos. Concluiu-se que ambos os protocolos propostos para a extração dentária em pacientes tratados com bifosfonatos orais podem proporcionar um resultado de tratamento previsível com 100% de sucesso.[253]

**Osteoporose na cirurgia craniomaxilofacial**

Existem poucos relatos na literatura sobre os efeitos da osteoporose no esqueleto craniomaxilofacial e sobre a questão de saber se a presença de osteoporose deve ser tida em maior consideração durante as intervenções cirúrgicas nesta área. O sexo, a idade, o estado endócrino, o estilo de vida, a história familiar, a idade da menopausa, a altura e a cultura foram identificados como factores de risco para o desenvolvimento de osteoporose no esqueleto craniomaxilofacial. [257-262]

As pessoas mais velhas sofrem mais com as consequências das suas lesões. O tratamento cirúrgico é, por isso, mais difícil. [264-267][268,264,265]A maioria das fracturas (40-70%) é tratada de forma não cirúrgica. As miniplacas são normalmente utilizadas para a fixação rígida das fracturas do terço médio da face. [263,264] Não existem diferenças significativas entre o tratamento de adultos mais velhos e mais novos no que diz respeito à fixação de fracturas do terço médio e superior da face. [269]Dependendo do tipo e da localização da fratura e do grau de atrofia da mandíbula atrófica edêntula, é escolhida uma abordagem de tratamento individualizada As placas de compressão podem ser um método altamente eficaz de fixação rígida. [270-278] Atualmente, é preferível a utilização de placas de bloqueio. [279,280]

Numa revisão da literatura realizada por Hohlweg et al, os artigos Cochrane analisados não encontraram uma associação clara entre a osteoporose e as fracturas mandibulares atróficas; a osteoporose é considerada um possível fator que influencia as taxas de complicações, particularmente a incidência de não lesão nas fracturas mandibulares. [271,272,281,282] Foi encontrada uma correlação entre uma maior taxa de fracturas múltiplas e fracturas mandibulares em comparação com pacientes edêntulos. [283,284] Além disso, as fracturas bilaterais são mais comuns em pacientes mais velhos. [285] Estudos demonstraram uma correlação significativa entre o grau de osteoporose e o número de lesões. Não foi encontrada qualquer correlação entre o género e o grau de osteoporose.

Cerca de 50-70% das fracturas situavam-se no terço médio da face; cerca de 15-40% eram fracturas mandibulares. [286-288] Em adultos normais, 55% das fracturas eram no terço médio da face e 35% eram fracturas da mandíbula. Werning et al. consideram a osteoporose como um fator de risco para a ocorrência de lesões dos maxilares. [266]

**Prevenção e gestão**

A prevenção e o tratamento da osteoporose incluem a terapia com estrogénios, vitamina D na dieta, suplementos de flúor e um aumento da ingestão de cálcio. A terapêutica com estrogénios é ainda controversa, uma vez que os benefícios a longo prazo são incertos.[38,289]

Algumas autoridades advertem contra o uso rotineiro de estrogénio no tratamento da osteoporose devido aos riscos associados, incluindo cancro uterino, tromboflebite, doença da vesícula biliar, diabetes e hipertensão.[38,290-293] Embora a terapia com flúor tenha demonstrado aumentar a densidade óssea trabecular, estudos anteriores sugerem que ela não aumenta a densidade óssea cortical e pode, na verdade, diminuí-la.[41] Os investigadores suspeitam que um ou mais efeitos secundários adversos da terapêutica com flúor, incluindo dores nas articulações e irritação do estômago, ocorrem em 20 a 40 por cento dos doentes tratados.[38,41,294] Talvez a terapia experimental mais controversa para a osteoporose seja a utilização de flúor. Vários grupos investigaram os efeitos do flúor no esqueleto na osteoporose pós-menopausa. Uma questão que precisa de ser respondida é se o aumento da massa óssea induzido pelo flúor também leva a um aumento proporcional da força óssea. Os ossos que contêm flúor apresentam uma maior cristalinidade, o que pode levar a uma redução da elasticidade e a uma tendência para a fratura.[38,294]

O aumento da ingestão de cálcio através de produtos lácteos e suplementos é o método mais utilizado na prevenção e tratamento da osteoporose para otimizar o equilíbrio do cálcio. Os relatórios sobre a relação entre a ingestão de cálcio e a densidade óssea são contraditórios. [295][296][297,298]Garn et al, Smith e Frame e outros investigadores não conseguiram demonstrar uma relação entre as diferenças na ingestão de cálcio e a massa óssea ou as taxas de perda óssea relacionada com a idade em adultos. [299]Matkovic et al. relataram diferenças significativas na massa óssea em todas as idades entre dois grupos jugoslavos etnicamente semelhantes, cujos consumos de cálcio diferiam por um fator de cerca de dois.

**Recomendações** [300]

Wical e Swoope recomendam que os doentes sejam informados sobre a importância de uma dieta equilibrada.[25]

[148][42,187]Baxter, e outros As recomendações seguintes são relevantes para a prevenção e tratamento da osteoporose.

1. Evitar uma dieta rica em proteínas e manter uma ingestão diária de proteínas de 50 a 60 gramas para promover um equilíbrio positivo de cálcio.
2. Respeitar a DDR de 800 mg de cálcio para homens e mulheres não grávidas.
3. Participar em programas regulares de exercício físico adequados à sua idade e estado de saúde.
4. Evitar os factores de risco relacionados com a osteoporose, como o tabagismo, o consumo excessivo de álcool e o consumo generoso de bebidas com cafeína. Na prática, isto incluiria as seguintes recomendações.

Reduzir o consumo de produtos de origem animal. Isto não só reduziria a ingestão de proteínas, como também teria o benefício adicional de reduzir o consumo de colesterol e de gorduras. Aumente a ingestão de alimentos com hidratos de carbono complexos, como grãos não refinados (arroz, cevada, pão, massa, cereais integrais), batatas, batata-doce, abóbora e leguminosas (como feijão, ervilhas, lentilhas). Aumente a ingestão de legumes, especialmente de legumes ricos em cálcio, como brócolos, couve-rábano, nabos, couve-galega e couve chinesa. Utilize quantidades moderadas de produtos lácteos magros ou desnatados como fonte de cálcio.

**Gestão de próteses**

Humphries et al. efectuaram um estudo sobre a perda óssea alveolar mandibular em adultos edêntulos mais velhos e concluíram que as mulheres com mais de 50 anos com osteoporose tinham três vezes mais probabilidades de necessitar de novas próteses do que as mulheres do mesmo grupo etário. Nestes pacientes, considera-se a redução do stress sobre o osso através da modificação do plano de tratamento com precauções específicas. [301,302] Curtis et al. relataram que a maior quantidade de reabsorção ocorreu nos aspectos laterais mediais do corpo mandibular, enquanto a menor reabsorção ocorreu anteriormente. Foi também referido que a altura clínica da região distal ao forame mental estava mais estreitamente correlacionada com o estado geral de perda óssea do que a região anterior. [303]

Ao fabricar próteses removíveis, o principal objetivo deve ser a redução das forças sobre o rebordo residual. Devem ser utilizadas técnicas de moldagem mucostática ou de boca aberta, técnicas de moldagem de pressão selectiva para reduzir as forças mecânicas durante a moldagem e devem ser selecionados dentes semi-anatómicos ou não anatómicos com uma largura bucolingual pequena. Pode recomendar-se a utilização óptima de revestimentos macios e pausas prolongadas nos tecidos, removendo as próteses da boca durante 10 horas por dia. Ao fabricar próteses parciais fixas em pilares periodontalmente comprometidos, a reabsorção óssea pode ser acelerada em doentes osteoporóticos. Por conseguinte, o fabrico de FPDs deve ser efectuado após o tratamento da osteoporose e não antes. [2]

A osteoporose sistémica estabelecida não significa que o osso maxilar não seja adequado para a integração óssea, nem representa uma contraindicação absoluta para a terapia com implantes. Dao et al. e Becker et al. não encontraram uma taxa de insucesso mais elevada para implantes colocados em mulheres com mais de 50 anos em comparação com mulheres com menos de 50 anos ou entre mulheres e homens com mais de 50 anos no seu estudo da relação entre mulheres na pré e pós-menopausa e insucesso de implantes. [231,304] Augat P et al. verificaram que, nas mulheres pós-menopáusicas, os implantes maxilares falhavam mais do que os implantes mandibulares e que as mulheres pós-menopáusicas que não tomavam medicamentos de substituição hormonal apresentavam as taxas de insucesso mais elevadas.[305] Os autores argumentaram que a maxila é mais suscetível aos efeitos da osteoporose sistémica porque a osteoporose ataca mais o osso trabecular do que o osso cortical e a maxila tem uma maior proporção de osso trabecular do que a mandíbula. É aconselhável ter cuidado ao planear o tratamento para a terapia com implantes no maxilar. A densidade óssea mais baixa afecta o planeamento do tratamento cirúrgico e o tempo de cicatrização e requer uma carga óssea progressiva e o revestimento de hidroxiapatite dos implantes. A ingestão diária de cálcio deve ser de até 1500 mg/dia no pré e pós-operatório. [306-310]

**Relevância clínica**

A osteoporose é um problema de saúde que ataca gravemente os ossos, enfraquecendo-os e tornando-os facilmente quebradiços. Para além de afetar a saúde e o bem-estar geral, a osteoporose tem também um impacto direto na saúde oral e dentária. Saiba que a doença pode afetar os ossos dos maxilares. Também desencadeia problemas de saúde dentária e oral, incluindo doenças das gengivas e perda de dentes.[2]

Os efeitos dentários e orais da osteoporose afectam geralmente mais mulheres do que homens. Mesmo que uma pessoa não tenha dentes e não use próteses, os efeitos da osteoporose podem afetar a saúde dentária e oral. A fraqueza e perda óssea podem também afetar as cristas que mantêm os dentes no lugar, resultando em próteses mal ajustadas. Os estudos também mostram que as pessoas que sofrem de osteoporose correm o risco de precisar de novas próteses com mais frequência do que as pessoas com ossos fortes e saudáveis. [309]

A osteoporose afecta gravemente a parte do maxilar que suporta os dentes, o que é mais provável que leve à perda ou mobilidade dos dentes. A baixa densidade óssea no maxilar causada pela osteoporose também pode levar a outros problemas dentários. Por exemplo, as mulheres que sofrem de osteoporose têm frequentemente problemas com próteses mal ajustadas ou soltas. Os resultados de vários procedimentos cirúrgicos orais e dentários também são menos do que desejáveis para estas mulheres. [2]

A osteoporose tem sido citada como um fator de risco para o insucesso dos implantes dentários, mas existem poucos dados que sustentem esta ligação. [304]

Klemetti et al. referiram que os hábitos e as condições que favorecem o desenvolvimento da perda óssea esquelética geral podem perturbar a harmonia funcional do sistema mastigatório e, assim, aumentar a probabilidade de perturbações da ATM. [311]

Ensaios clínicos aleatórios relataram a falha de implantes em pacientes com osteoporose pós-menopausa. Os estudos que contra-indicam a utilização de implantes em pacientes com osteoporose concluem que o metabolismo ósseo prejudicado leva a uma redução da cicatrização óssea à volta dos implantes. Outros autores são da opinião de que a presença de osteoporose não é um pré-requisito obrigatório para uma contraindicação ao tratamento com implantes dentários. Em pacientes osteoporóticos, o dentista deve efetuar um planeamento de tratamento adequado, modificar a geometria do implante e utilizar um diâmetro de implante e um tratamento de superfície maiores. A osteoporose não é, portanto, uma contraindicação para a cirurgia de implantes se for efectuada uma análise precisa da qualidade do osso através de tomografia. [231,304,312,313]

A melhor forma de resolver este problema é não atrasar ou adiar o tratamento dentário. As visitas regulares ao dentista são essenciais para tratar os problemas de saúde oral e dentária causados por ossos fracos. É necessário um estilo de vida saudável para fortalecer e manter a saúde dos ossos.

**Conclusão**

A osteoporose é uma doença debilitante com consequências físicas e psicológicas significativas. A qualidade de vida pode ser significativamente melhorada. Uma dieta saudável, exercício físico e medicação podem ajudar a prevenir a perda óssea ou a fortalecer os ossos já fracos. A osteoporose tem implicações potenciais para as próteses, uma vez que está associada à perda óssea, perda de dentes e patologia da ATM. Estudos indicaram uma ligação entre a osteoporose e a reabsorção do rebordo alveolar, que é visível nas radiografias panorâmicas. Os índices mandibulares podem ser utilizados como uma ferramenta de deteção precoce. Se o protésico reconhecer estas caraterísticas, tem uma vantagem e pode encaminhar o paciente para um exame de densidade óssea para deteção precoce e tratamento subsequente da doença.

**Referências:**


1. Christopher Holroyd, Cyrus Cooper, Elaine Dennison. Epidemiology of osteoporosis (Epidemiologia da osteoporose). Best Pract Res Clin Endocrinol Metab. 2008;22(5):671-85.
2. Vinod Bandela, Bharathi Munagapati, Rajeev Reddy Karnati, Giridhar Reddy Sirupa Venkata, Simhachalam Reddy Nidudhur Osteoporose: Considerações protéticas - Uma revisão. J Clin Diagn Res. 2015;9(12):ZE01-04.
3. Eastell R. Treatment of postmenopausal osteoporosis (Tratamento da osteoporose pós-menopausa). N Engl J Med. 1998;338:736-46.
4. Eddy DM, Johnston CC, Cummings SR, Dawson-Hughes B, et al. Osteoporosis: Review of the evidence for prevention, diagnosis and treatment and cost-effectiveness analysis. Relatório da situação. Osteoporosis Int. 1998;4(Suppl):1-80.
5. J.Y. Reginster. Prevenção da osteoporose pós-menopausa com terapia farmacológica: prática e opções. Journal of Internal Medicine 2004; 255(6): 615-28.
6. Carta da Action Nutrition Health. Centro para a Ciência no Interesse Público. 2005;32(3):5.
7. Duyff RL. The American Dietetic Association's Complete Food and Nutrition Guide. Chroni med publishing, 1998; 1ª Ed: 107.
8. Melton III LJ, Chrischilles EA, Cooper C, Lane AW, Riggs BL. Perspetiva: quantas mulheres têm osteoporose? J Bone Miner Res 1992;7(9):1005-10.
9. Randell A, Sambrook PN, Nguyen TV, Lapsey H, Jones G, Kelly PJ, Eisman JA. Diret clinical and welfare costs of osteoporotic fractures in older men and women (Custos clínicos e sociais diretos das fracturas osteoporóticas em homens e mulheres idosos). Osteoporosis Int 1995;5(6):427-32.
10. Reginster JY. Burlet N. Osteoporosis: A still increasing prevalence. Bone 2006;38(2 Suppl 1):S4-S9.
11. K. M. Jordan, C. Cooper. Epidemiology of osteoporosis. Best practice & Research Clinical Rheumatology. 2002;16(5):795-806.
12. Anuradha V Khadilkar e Rubina M Mandlik. Epidemiologia e tratamento da osteoporose nas mulheres: uma perspetiva indiana. Int J Womens Health. 2015;7:841-50.
13. Guise T A. Bone loss and fracture risk associated with cancer therapy. Oncologista. 2006;11(10):1121-31.
14. Kanis JA, Johnell O, De Laet C, Johansson H, Oden A, Delmas PD, Eisman JA, Fujiwara S, Garnero P, Kroger H, McCloskey EV, Mellstrom D, Melton LJ, Pols H, Reeve J, Silman A, Tenenhouse A. A meta-analysis of previous fracture and subsequent fracture risk. Bone.

2004;35(2):375-82.

15. Melton III LJ, Atkinson EJ, Cooper C, O'Fallon WM, Riggs BL. As fracturas vertebrais predizem fracturas posteriores. Osteoporosis Int 1999;10(3):214-21.
16. Cohn SH, Abesamis C, Yasumura S, Aloia-JF, Zanzi I, Ellis KJ. Comparação da massa esquelética e do conteúdo mineral ósseo radial em mulheres brancas e negras. Metabolism. 1977;26(2):171-8.
17. Farmer ME, White LR, Broday JA, Bailey KR. Ethnic and gender differences in the incidence of hip fractures (Diferenças étnicas e de género na incidência de fracturas da anca). Am J Public Health.1984;74(12):1374-80.
18. Kellie SE, Brody JA. Taxas de fratura da anca específicas por sexo e etnia. Am J Public Health. 1990;80(3):326-8.
19. Grupo científico da OMS. Investigação sobre a menopausa na década de 1990. Relatório técnico da Organização Mundial de Saúde, Série 866. Genebra, Suíça; 1996.
20. Van Staa TP, Dennison EM, Leufkens HG et al. Epidemiologia das fracturas ósseas em Inglaterra e no País de Gales. Bone.2001;29(6):517-22.
21. Felsenberg D, Su'lman AJ, Lunt M et al. Incidência de fracturas vertebrais na Europa: resultados do European Prospective Osteoporosis Study (EPOS). Journal of Bone and Mineral Research.2002;17(4):716-24.
22. Cooper C, Atkinson EJ, O'Fallon NM, Melton LJ. Incidência de fracturas vertebrais clinicamente diagnosticadas: um estudo de base populacional em Rochester, Minnesota, 1985-1989. Journal of Bone and Mineral Research.1992;7(2):221-7.
23. De Laet CE, Van Hout BA, Burger H, Weel AE, Hofman A, Pols HA. Previsão de fracturas da anca em homens e mulheres idosos: Validação no Estudo de Roterdão. Journal of Bone and Mineral Research.1998;13(10):1587-93.
24. Jean M Kaufman, Stefan Goemaere. Osteoporose nos homens. Best Practice & Research Clinical Endocrinology & Metabolism. 2008;22(5):787-812.
25. Wical KE, Swoope CC. Estudos de reabsorção do rebordo residual. Parte II: A relação de O cálcio e o fósforo da dieta na reabsorção do rebordo alveolar. J Prosthet Dent. 1974;32(1):13- 22.
26. Lutwak L. O cálcio dietético e a reversão da desmineralização óssea. Nutr News. 1974;37:1-4.
27. Albanese AA, Lorenz EJ, Wein EH. Osteoporose: efeitos do cálcio. Am Fam Physician. 1978;18(4):160-7.

28. Jowsey J. Osteoporosis: its nature and the role of diet (Osteoporose: sua natureza e o papel da dieta). Post grad Med J. 1976;60(2):75-9.

29. Jowsey J. Osteoporosis: managing a debilitating bone disease in older people. Geriatrics. 1977;32(7):41-50.

30. Sorensen, R. L. A Study of Dietary Calcium and Phosphorus Intakes in Relation to Residual Ridge Absorption (Estudo da ingestão de cálcio e fósforo na dieta em relação à absorção residual de crista). Dissertação, Escola de Saúde, Universidade de Loma Linda, Loma Linda, Califórnia, 1977.

31. Stein, I., e Beller, M. L. Therapeutic advances in osteoporosis. Geriatrics. 1970;25(3):159-63.

32. Riggs, B. L., Jowsey, J., Kelly, P. J., Hoffman. D. L., e Arnaud, C. D. Efeitos da terapia oral com cálcio e vitamina D na osteoporose primária. J Clin Endocrinol Metab. 1976;42(6):1139-44.

33. Horsman, A., Marshall, D. H., e Nordin, B. E. C. Effects of estrogen, calcium, and vitamin D on bone loss in postmenopausal woman. Calcif Tissue Res. 1977;24(Suppl):Rll.

34. Albanese, A. A. Nutrição de cálcio no idoso. Postgrad Med. 1978;63:167.

35. Coulston, A., e Lutwak, L. Deficiência de cálcio na dieta e doença periodontal humana. Fed Proced. 1972;31(Abst):721.

36. Lutwak, L., Singer, F. R., e Urist, M. R. Conceitos actuais do metabolismo ósseo. Relatório de uma conferência de casos clínicos na Faculdade de Medicina da U.C.L.A., Los Angeles, Califórnia. Annals Internat Med.1974;80:630.

37. Albanese, A. A., Edelson, A. H., Lorenze, E. ,J. Jr, e Woodhull, M. L. Problems of bone health in the elderly. NY State J Med. 1975;75:326.

38. Lukert BP. Osteoporose: uma revisão e atualização. Arch Phys Med Rehabil. 1982;63(10):480-7.

39. Albanese AA. Bone Loss: Causes, Recognition and Therapy (Perda óssea: causas, reconhecimento e terapia). Nova Iorque: Alan R. Liss Inc, 1977.

40. Fraser D. The physiological economy of vitamin D (A economia fisiológica da vitamina D). The Lancet. 1983;8331:969-72.

41. Departamento de Saúde e Serviços Humanos dos EUA. Declaração da Conferência de Desenvolvimento de Consenso dos Institutos Nacionais de Saúde: programa e resumos: Osteoporosis. Bethesda, Md. National Institutes of Health, 1984.

42. Nizel AE. Nutrition in Preventive Dentistry: Science and Practice (Nutrição em Odontologia

Preventiva: Ciência e Prática). 2ª ed. Philadelphia: WB Saunders Co, 1981.

43. Deluca H. The latest information on vitamin D and bone status. Komplementärmedizin 1986;1:13-6.

44. Lund, B., Hjorth, L., Kjaer, I., Reimann, I., Friis, T., Anderson, R. B., e Sorensen, 0. H. Treatment of osteoporosis of aging with 1 alpha hydroxycholecalciferol. Lancet 2nd 1975; 13;2(7946):1168-71.

45. Hansson, T., and Roos, B. Effect of combined therapy with sodium fluoride, calcium, and vitamin D on the lumbar spine in osteoporosis. Am J Roentgen01.1976;126:1294.

46. Parsons, V., Mitchell, C. J., Reeve, J., and Hesp, R. The use of sodium fluoride, vitamin D, and calcium supplements in the treatment of patients with axial osteoporosis. Calcif Tissue Res. 1977;22(Suppl):236-40.

47. Nordin, B. E. C., Horsman, A., e Gallagher, J. L. Effect of various therapies on bone loss in women (Efeito de várias terapias na perda óssea em mulheres). Calcium Metabolism, Bone, and Metabolic Bone Diseases. 1975;233-42.

48. Smith, D. A., Anderson, J. M, Aitken, J. M, e Shimmins, J. The effects of calcium supplementation of the diet on bone mass in women. Calcium Metabolism, Bone, and Metabolic Bone Diseases. 1975, Springer Publishing Co, 278-82.

49. Zanzi, I., Aloia, J. F., Ellis, K. J., e Cohn, S. H. Combined treatment of primary osteoporosis with oral sodium fluoride, estrogens, and calcium. Calcif Tissue Res. 1977; 22(Suppl):563.

50. Aloia, J. F., Zanzi, I., Vanswani, A., Ellis, K. J., e Cohn, S. H. Combination therapy for osteoporosis. Metabolism. 1977;26:787.

51. Kenneth E. Wical. Efeitos da suplementação de cálcio e vitamina D na reabsorção do rebordo alveolar em pacientes com próteses imediatas. J Prosthet Dent 1979;41(1):4-11.

52. Conselho Nacional de Investigação, Conselho de Alimentação e Nutrição, Comité das Dose Diárias. Recommended dietary allowances, 9ª edição revista. Washington DC: Academia Nacional de Ciências, 1980.

53. Heaney R. Calcium nutrition and bone health in the elderly (Nutrição de cálcio e saúde óssea nos idosos). Am J Clin Nutr 1982;36:986-1013.

54. Boonen S, Kaufman JM, Goemaere S et al. The diagnosis and treatment of skeletal osteoporosis: defining, assessing and preventing skeletal fragility in men. Jornal Europeu de Medicina Interna 2007;18: 6-17.

55. Kanis JA & Em nome do Grupo Científico da Organização Mundial de Saúde. Avaliação da osteoporose ao nível dos cuidados de saúde primários. Relatório técnico. Reino Unido: Centro

de Colaboração da Organização Mundial de Saúde para as Doenças Ósseas Metabólicas, Universidade de Sheffield, 2007.

56. Kaufman JM, Johnell O, Abadie E et al. Background for studies on the treatment of male osteoporosis: state of the art. Annals of the Rheumatic Diseases 2000;59(10): 765-72.
57. Juliana M. Kling, Bart L. Clarke e Nicole P. Sandhu. Osteoporosis Prevention, Screening, and Treatment: A Review Journal ofWomen's Health. 2014; 23(7):563-72.
58. Beatriz J. Eduardo e Cesar A. Migliorati. Osteoporose e seus efeitos em pacientes odontológicos. JADA. 2008;139(5):545-52.
59. Riggs BL, Melton LJ III Osteoporosis through the ages. N Engl J Med. 1986;314:1676-86.
60. Guthrie JR, Ebeling PR, Hopper JL, Barrett-Connor E, Dennerstein L, Dudley EC, Burger HG, Wark JD. A prospective study of bone loss in menopausal women in Australia (Um estudo prospetivo da perda óssea em mulheres na menopausa na Austrália). Osteoporos Int. 1998;8(3):282-90.
61. Horowitz MC. Citocinas e estrogénios no osso: Efeitos anti-osteoporóticos. Science. 1993;260(5108):626-7.
62. Gowen M, Mundy GR. The effect of recombinant interleukin 1, interleukin 2 and interferon gamma on bone resorption in vitro. J Immunol. 1986;136:2478-82.
63. Roodman GD. Perspectivas. Interleukin-6: um fator osteotrófico? J Bone Miner Res. 1992;7:475-77.
64. Jilka RL, Hankoc G, Girasole G, et al. Increased osteoclast development after estrogen loss: mediation by interleukin-6. Science. 1992;257:88-91.
65. Bertolini DR, Nedwin GE, Bringman TS, Smith DD, Mundy GR. Estimulação da reabsorção óssea e inibição da formação óssea in vitro por factores de necrose tumoral humana. Nature. 1986;319:516-8.
66. Zheng SX, Vrindts Y, Lopez M, et al. Aumento da produção de citocinas (IL-1beta, IL-6, TNF-alfa, mas não IFN-gama, GMCSF ou LIF) por células sanguíneas totais estimuladas na osteoporose pós-menopáusica. Maturitas. 1997;26(1):63-71.
67. Davis SR. Androgénios e função óssea. In: Wren BG, ed. Advances in the treatment of menopause (Avanços no tratamento da menopausa). Parthenon Publishing; 1997.
68. Zumoff B, Strain GW, Miller LK, Rosner W. Twenty-four hour mean plasma testosterone concentration declines with age in normal premenopausal women. J Clin Endocrinol Metab. 1995;80:1429-30.
69. Grodin JM, Siiteri PK, MacDonald PC. Source of oestrogen production in postmenopausal

women (Fonte de produção de estrogénio em mulheres na pós-menopausa). J Clin Endocrinol Metab. 1973;36:207-14.

70. Evans WJ. Exercise, diet and ageing (Exercício, alimentação e envelhecimento). J Nutr. 1992;122(3):796-801.

71. Suzuki N, Yano T, Nakazawa N, Yoshikawa H, Taketani Y. A possible role of estrone in adipose tissue in the modulation of bone density after menopause. Maturitas. 1995;22:9-12.

72. Prior JC, Vigna YM, Schechter MT, Burgess AE. Perda óssea na coluna vertebral e disfunção ovulatória. N Engl J Med. 1990;323:1221-7.

73. Prior JC, Vigna YM, Barr SI, Rexworthy C, Lentle BC. Cyclic medroxyprogesterone treatment increases bone density: a controlled study in active women with menstrual cycle disorders. Am J Med. 1994;96:521-30.

74. Stevenson JC, Lees B, Devenport M, Cust MP, Ganger KF. Determinantes da densidade óssea em mulheres normais: Risk factors for future osteoporosis? BMJ. 1989;298:924-8.

75. Richelson LS, Wahner HW, Melton LJ III, Riggs BL. Relative contributions of aging and estrogen deficiency to postmenopausal bone loss (Contribuições relativas do envelhecimento e da deficiência de estrogénio para a perda óssea pós-menopausa). N Engl Med. 1984;311:1273-5.

76. Ortolani S, Trevisan C, Bianchi ML, et al. Massa óssea da coluna vertebral e do antebraço em relação ao envelhecimento e à menopausa em mulheres italianas saudáveis. Eur J Clin Invest. 1991;21:33-39.

77. Hui SL, Slemenda CW, Johnston CC. The contribution of bone loss to postmenopausal osteoporosis (A contribuição da perda óssea para a osteoporose pós-menopausa). Osteoporos Int. 1990;1:30-4.

78. Bagur AC, Mautalen CA. Risk of developing osteoporosis in untreated premature menopause. Calcif Tissue Int. 1992;51:4-7.

79. Kritz-Silverstein D, Barrett-Connor E. Early menopause, number of reproductive years, and bone mineral density in postmenopausal women. Am J Public Health. 1993;83:983-8.

80. Nordin BE, Need AG, Chatterton BE, Horowitz M, Morris HA. As contribuições relativas de

Age and years since menopause on postmenopausal bone loss (Idade e anos desde a menopausa na perda óssea pós-menopausa). J Clin Endocrinol Metab. 1990;70:83-8.

81. Ribot C, Tremollieres F, Pouilles JM, Bonneu M, Germain F, Louvet JP. Obesity and postmenopausal bone loss: the impact of obesity on vertebral density and bone turnover in

postmenopausal women. Bone. 1987;8:327-31.

82. Bevier WC, Wiswell RA, Pyka G, Kozak KC, Newhall KM, Marcus R. Relationship of body composition, muscle strength, and aerobic capacity to bone mineral density in older men and women. J Bone Miner Res. 1989;4:421-32.

83. Pocock N, Eisman J, Gwinn T, Sambrook P, Kelly P, Freund J, Yeates M.. Muscle strength, physical fitness and weight, but not age, predict femoral neck bone mass. J Bone Miner Res. 1989;4(3):441-7.

84. Reid IR, Ames RW, Evans MC, Sharpe SJ, Gamble GD. Determinantes da taxa de perda óssea em mulheres normais na pós-menopausa. J Clin Endocrinol Metab. 1994;79:950-4.

85. http://www.4bonehealth.org/education/world-health-organization-criteria-diagnosis-osteoporose/

86. Birge SJ, Whedon GD. In: McCally M, ed. Hypodynamics and Hypogravics; the Physiology of Inactivity and weightlessness. Nova Iorque, NY: Academic Press; 1968:267-70.

87. Snow-Harter C, Marcus R. Exercise, bone mineral density and osteoporosis (Exercício, densidade mineral óssea e osteoporose). Exerc Sport Sci Rev. 1991;19:351-88.

88. Marcus R, Drinkwater B, Dalsky G, et al. Osteoporosis and exercise in women. Med Sci Sports Exerc. 1992;24(suppl):S301-S307.

89. Gutin B, Kasper M. Pode o exercício intenso desempenhar um papel na prevenção da osteoporose? Uma revisão. Osteoporos Int. 1992;2:55-69.

90. Forwood MR, Burr DB. Atividade física e massa óssea: um exercício de futilidade? Bone Miner. 1993;21:89-112.

91. Specker BL. Evidence for an interaction between calcium intake and physical activity on changes in bone mineral density. J Bone Miner Res. 1996;11:1539-44.

92. Berard A, Bravo G, Gauthier P. Meta-analysis of the effectiveness of physical activity in preventing bone loss in postmenopausal women (Meta-análise da eficácia da atividade física na prevenção da perda óssea em mulheres pós-menopáusicas). Osteoporos Int. 1997;7:331-7.

93. Uusi-Rasi K, Sievanen H, Vuori I, Pasanen M, Heinonen A, Oja P. Associations of physical activity and calcium intake with bone mass and size in healthy women in different age groups. J Bone Miner Res. 1998;13:133-42.

94. Heaney RP. Straightforward thinking about calcium (Pensamento direto sobre o cálcio). N Engl J Med. 1993;328:503-5.

95. Cumming RG. Calcium intake and bone mass: a quantitative review of the evidence. Calcif

Tissue Int. 1990;47:194-201.
96. Recker RR, Hinders S, Davies KM, et al. Correcting diet dietary calcium deficiency prevents spinal fractures in older women. J Bone Miner Res. 1996;11(12):1961-6.
97. Dawson-Hughes B, Dallal GE, Krall EA, Sadowski L, Sahyoun N, Tannenbaum S. A controlled trial of the effect of calcium supplementation on bone density in postmenopausal women. N Engl J Med. 1990;323:878-83.
98. Dawson-Hughes B. Calcium Supplementation and Bone Loss: a review of controlled clinical trials (Suplementação de cálcio e perda óssea: uma revisão de ensaios clínicos controlados). Am J Clin Nutr. 1991;54:274S-80S.
99. Elders PJM, Lips P, Netelenbos JC, et al. Long-term effect of calcium supplementation on bone loss in perimenopausal women. J Bone Miner Res. 1994;7:963-70.
100. Massey LK, Hollingberry PW. Acute effects of caffeine and aspirin on urinary mineral excretion in premenopausal and postmenopausal women (Efeitos agudos da cafeína e da aspirina na excreção urinária de minerais em mulheres na pré-menopausa e pós-menopausa). Nutr Res. 1988;8:845-51.
101. Slemenda CW, Hui SL, Longcope C, Johnston CC. Esteróides sexuais e massa óssea. Um estudo na altura da menopausa. J Clin Invest. 1987;80:1261-9.
102. Picard D, Ste-Marie LG, Coutu D, et al. Conteúdo mineral ósseo na pré-menopausa em relação à altura, peso e ingestão de cálcio no início da idade adulta. Bone Miner. 1988;4(3):299-309.
103. Aitkinson EJ, Wahner HW, O'Fallon WM, Riggs BL, Judd HL, Melton LJ. A cafeína é um fator de risco para a osteoporose? J Bone Miner Res. 1992;7:465-71.
104. Hernandez-Avila M, Stampfer MJ, Ravnikar VA, et al. Caffeine and other predictors of bone density in pre- and perimenopausal women. Epidemiology. 1993;4(2):128-34.
105. Yano K, Heilbrun LK, Wasnich R, Hankin JH, Vogel JM. The relationship between diet and bone mineral content at different skeletal sites in elderly Japanese-American men and women living in Hawaii. Am J Clin Nutr. 1985;42:877-88.
106. Reid IR, Plank LD, Evans MC. Fat mass is an important determinant of whole-body bone density in premenopausal women but not in men. J Clin Endocrinol Metab. 1992;75:779-82.
107. Daniell HW. Osteoporose na mulher magra fumadora. Fracturas por compressão vertebral e perda de osso cortical metacarpiano associadas ao consumo de cigarros na pós-menopausa e à ausência de obesidade. Arch Intern Med. 1976;136:298-304.
108. Wickham CAC, Walsh K, Cooper C, et al. Dietary calcium, physical activity, and risk of

hip fracture: a prospective study (Cálcio na dieta, atividade física e risco de fratura da anca: um estudo prospetivo). BMJ. 1989;299:889-92.

109. Aloia JF, Vaswani AN, Yeh JK, Ellis K, Cohn SH. Determinantes da massa óssea em mulheres na pós-menopausa. Arch Intern Med. 1983;143:1700-4.

110. Krall E, Dawson-Hughes B. Smoking and bone loss in postmenopausal women (Fumar e perda óssea em mulheres na pós-menopausa). J Bone Miner Res. 1991;6:331-8.

111. Hopper JL, Seeman E. The bone density of female twins discordant for tobacco use. N Engl J Med. 1994;330:387-92.

112. Seeman E, Allen T. Risk factors for osteoporosis. Aust N Z J Med. 1989;19:69-75.

113. Brambilla DJ, McKinlay SM. Um estudo prospetivo dos factores que influenciam a idade da menopausa. J Clin Epidemiol. 1989;42:1021-39.

114. Reid IR, Ames R, Evans MC, et al. Determinants of total body and regional bone mineral density in normal postmenopausal women - a key role for fat mass. J Clin Endocrinol Metab. 1992;75(1):45-51.

115. Shaw CK. Um estudo epidemiológico da osteoporose em Taiwan. Ann Epidemiol. 1993;3:264-71.

116. Elders PJM, Netelenbos JC, Lips P, et al. Perimenopausal bone mass and risk factors. Bone Miner. 1989;7:289-99.

117. Slemenda CW, Hui SL, Longcope C, Wellman H, Johnston CC Jr. Predictors of bone mass in perimenopausal women. Um estudo prospetivo de dados clínicos utilizando a absorciometria de fotões. Ann Intern Med. 1990;112:96-101.

118. Cauley JA, Gutai JP, Kuller LH, et al. Níveis endógenos de estrogénio e ingestão de cálcio em mulheres na pós-menopausa: Relationships to cortical measurements. JAMA. 1988;260(21):3150-5.

119. Bauer DC, Browner WS, Cauley JA, et al. Factores associados à massa óssea apendicular em mulheres idosas. O Grupo de Investigação do Estudo de Fracturas Osteoporóticas. Ann Intern Med. 1993;118(9):657-65.

120. Hu JF, Zhao H, Chen JS, Fitzpatrick J, Parpia B, Campbell TC. Bone density and lifestyle characteristics in premenopausal and postmenopausal Chinese women (Densidade óssea e caraterísticas do estilo de vida em mulheres chinesas na pré-menopausa e pós-menopausa). Osteoporos Int. 1994;4:288-97.

121. Gilfillan CP, Silberberg S, Scrivenor P, Griffiths RC, McCloud PI, Burger HG. Determinantes da densidade mineral do antebraço e sua correlação com a história de fratura

em mulheres. Maturitas. 1994;20:199-208.

122. Erdtsieck RJ, Pols HA, Algra D, Kooy PP, Birkenhager JC. Bone mineral density of healthy Dutch women (Densidade mineral óssea de mulheres holandesas saudáveis): Spine and hip measurements by dual-energy X-ray absorptiometry. Neth J Med. 1994;45:198-205.

123. Holbroook TL, Barrett-Connor E. A prospective study of alcohol consumption and bone mineral density (Um estudo prospetivo do consumo de álcool e da densidade mineral óssea). BMJ. 1993:306;1506-9.

124. Hansen MA, Overgaard K, Riis BJ, Christiansen C. Potenciais factores de risco para o desenvolvimento de osteoporose pós-menopausa analisados durante um período de 12 anos. Osteoporos Int. 1991;1:95- 102.

125. Felson DT, Zhang Y, Hannan MT, Kannel WB, Kiel DP. Consumo de álcool e densidade mineral óssea em homens e mulheres idosos. The Framingham Study. Am J Epidemiol. 1995;142:485-92.

126. Ganry O, Baudoin C, Fardellone P, pelo grupo EPIDOS. Effects of alcohol consumption on bone mineral density in older women: the EPIDOS study. Am J Epidemiol. 2000;151:773-80.

127. Janet R. Guthrie, Peter R. Ebeling, Lorraine Dennerstein, John D. Wark. Risk factors for osteoporosis: prevalence, change, and association with bone density. Medscape General Medicine. 2000;2(4).

128. Janet R. Guthrie, Lorraine Dennerstein e John D. Wark. Risk factors for osteoporosis: An overview. Medscape General Medicine. 2000;2(4).

129. Taguchi A, Ohtsuka M, Tsuda M, et al. Risco de osteoporose vertebral em mulheres pós-menopáusicas com alterações mandibulares. Dentomaxillofac Radiol. 2007;36(3):143-8.

130. Devlin H, Allen PD, Graham J, et al. Automated osteoporosis risk assessment by dentists: a new route to diagnosis. Bone. 2007;40(4):835-42.

131. Snider J. Os investigadores utilizam radiografias dentárias para identificar pacientes com osteoporose. J Am Dent Assoc. 2007;138(4):454.

132. Singh SV, Tripathi A. Uma visão geral da osteoporose para o protésico praticante. Gerodontologia. 2010;27:308-14.

133. Narayanan V S, Ashok L. Osteoporosis: Dental Implication (Osteoporose: Implicações dentárias). Jornal da Academia Indiana de Medicina Oral e Radiologia. 2011;23(3):211-15.

134. Toshihiro Hirai, Tsutomu Ishijima, Yoshiko Hashikawa e Toshihiko Yajima Osteoporose e redução do rebordo residual em pacientes edêntulos. J Prosthet Dent. 1993;69:49-66.

135. David L. Glaser, MD, e Frederick S. Kaplan, MD. Osteoporosis definition and clinical presentation (Definição e apresentação clínica da osteoporose). SPINE 1997; 22(24S):12-6.

136. Kaplan FS. Prevenção e tratamento da osteoporose. CIBA Clin Symp. 1995;47:1- 32.

137. Grisso JA, Kelsey JL, Storm BL, et al. Risk factors for falls as a cause of hip fractures in women (Factores de risco para quedas como causa de fracturas da anca em mulheres). N Engl J Med 1991; 324(19):1326-31.

138. Thorngren KG. Fracturas nos idosos. Ata Ortthop Scand 1995;266(Suppl):208-10.

139. Melton LJ III, Riggs BL. Risk factors for injury after a fall. Clin Geriatr Med. 1985;1:525-39.

140. Northridge ME, Nevitt MC, Kelsey JL. Quedas não sincopais em pessoas idosas associadas ao ambiente doméstico. Osteoporos Int. 1996;6:249-55.

141. Tinetti ME, Bake DI, McAvay G, et al. A multifatorial intervention to reduce the risk of falling among older people living in the community. N Engl J Med 1994; 331(13):821-7.

142. Tinetti ME, Speechley M. Prevention of falls in the elderly (Prevenção de quedas nos idosos). N Engl J Med 1989;320:1055-9.

143. Ward, V. J., Stevens, A. P., Harrison, A., e Lurie, D. A relação entre o índice metacarpiano e a taxa de reabsorção do rebordo mandibular. J Oral Rehabil. 1977;4:83.

144. Krook, L., Whalen, J. P., Lesser, G. V., e Berens, D. L. Experimental studies on osteoporosis. Methods. Achiev Exp Pathol. 19757:72.

145. Massler, M. Oral problems in the ageing patient (Problemas orais no paciente idoso). J Am Sot Geriatric Dent. 1976;12(12): 23.

146. Albanese. A. A.: Osteoporose. J Am Pharm Assoc.1977;17:252.

147. Atwood DA. Redução das cristas residuais: uma doença oral importante. J Prosthet Dent 1971;26:266-79.

148. Baxter JC. Relação entre osteoporose e reabsorção excessiva do rebordo residual. J Prosthet Dent 1981;46:123-5.

149. Rowe DJ. Perda óssea nos idosos. J Prosthet Dent 1983;50:607-10.

150. Nedelman, C. I., e Bernick, S. O significado das alterações de idade na mucosa alveolar humana e no osso. J Prosthet Dent.1978;39:495.

151. http://www.4bonehealth.org/education.

152. https://www.iscd.org/official-positions/2015-iscd-official-positions-adult/

153. Cameron JR, Sorenson G. Measurements of bone minerals in vivo: an improved method. Science. 1963;142:230-2

154. A. G. Need, B. E. C. Nordin. Que osso deve ser medido? Osteoporosis Int. 1990;1:3-6.

155. Johnston CC, Melton L J, Lindsay R. Clinical indications for the measurement of bone mass. J Bone Min Res 1989;4(Suppl 2):1-28.

156. Mazess RB, Peppier WW, Chesney RW, Lang TA, Lindgren U, Smith E. Does bone measurement on the radius indicate skeletal status? J Nucl Med. 1984;25:281-8.

157. Riis B J, Christiansen C. Measurement of spinal or peripheral bone mass to assess early postmenopausal bone loss? Am J Med. 1988;84:646-53.

158. Nordin BEC. A definição e o diagnóstico da osteoporose. Calcif Tissue Int. 1987;40:57-8.

159. Jeffcoat MK. Osteoporose: um possível fator modificador da perda óssea oral. Ann Periodontol. 1998;3(1):12-21.

160. Wasserman SH, Barzel US. Osteoporosis: the state of the science 1987: a review. Semin Nucl Med. 1987;17:283-92.

161. Conferência de consenso: Osteoporose. JAMA. 1984;252:799-802.

162. Declaração sobre o desenvolvimento do consenso. Quem é elegível para a prevenção e tratamento da osteoporose? Osteoporos Int. 1997;7:1-6.

163. Riggs BL, Wahner HW, Dunn WL, Mazess RB, Offord KP, Melton LJ 3rd. Differential changes in bone mineral density of the appendicular and axial skeleton with increasing age: relationship to osteoporosis of the spine. J Clin Invest 1981;67:328-35.

164. Black DM, Cummings SR, Genant HK, Nevitt MC, Palermo L, Browner W. Axial and appendicular bone density predict fractures in older women. J Bone Miner Res. 1992;7:633-8.

165. Cummings SR, Black DM, Nevitt MC, Browner WS, Cauley JA, Genant HK, et al. A densidade óssea apendicular e a idade predizem fracturas da anca em mulheres. The Study of Osteoporotic Fractures Research Group (Grupo de Investigação do Estudo das Fracturas Osteoporóticas). JAMA 1990;263(5):665-8.

166. Nevitt MC, Johnell O, Black DM, Ensrud K, Genant HK, Cummings SR. A densidade mineral óssea prevê fracturas fora da coluna vertebral em mulheres muito idosas. Grupo de Investigação do Estudo de Fracturas Osteoporóticas. Osteoporos Int. 1994;4:325-31.

167. Legrand E, Chappard D, Pascaretti C, Duquenne M, Rondeau C, Simon Y, et al. Bone mineral density and vertebral fractures in men (Densidade mineral óssea e fracturas vertebrais nos homens). Osteoporos Int 1999;10(4):265-70.

168. Law AN, Bollen AM, Chen SK. Deteção de osteoporose a partir de radiografias dentárias: uma comparação de quatro métodos. J Am Dent Assoc. 1996;127(12):1734-42.

169. Southard TE, Southard KA, Jakobsen JR, Hillis SL, Najim CA. Dimensão fractal na análise radiográfica do osso do processo alveolar. Oral Surg Oral Med Oral Pathol Oral Radiol Endod. 1996; 82(5):569-76.

170. Klemetti E, Vainio P, Lassila V, Alhava E. Densidade mineral do osso cortical mandibular e estado de osteoporose em mulheres pós-menopáusicas. Scand J Dent Res. 1993;101(4):219-23.

171. Kribbs PJ. Comparação do osso mandibular em mulheres normais e osteoporóticas. J Prosthet Dent. 1990;63(2):218-22.

172. Von Wowern N, Kollerup G. Osteoporose sintomática: um fator de risco para a redução do rebordo alveolar residual. J Prosthet Dent. 1992;67(5):656-60.

173. Taguchi A, Tanimoto K, Suei Y, Ohama K, Wada T. Relação entre a densidade mineral óssea vertebral mandibular e lombar em diferentes fases da pós-menopausa. Dentomaxillofac Radiol. 1996;25(3):130-5.

174. Horner K, Devlin H. Medição da densidade óssea clínica da atrofia mandibular utilizando a anatomia panorâmica dentária. J Dent. 1992;20(1):33-7.

175. Payne JB, Reinhardt RA, Nummikoski PV, Patil KD. Perda óssea alveolar longitudinal em mulheres pós-menopáusicas osteoporóticas/osteopénicas. Osteoporos Int. 1999;10(1):34-40.

176. Taguchi A, Suei Y, Ohtsuka M, Otani K, Tanimoto K, Ohtaki M. Utilidade da radiografia panorâmica no diagnóstico da osteoporose pós-menopausa em mulheres. Largura e morfologia do córtex inferior da mandíbula. Dentomaxillofac Radiol. 1996;25:263-7.

177. Shrout MK, Hildebolt CF, Potter BJ, Comer RW. Comparação de medições morfológicas de radiografias dentárias digitalizadas com medições da densidade mineral óssea lombar e femoral em mulheres pós-menopáusicas. J Periodontol. 2000;71:335-40.

178. Kashima I. Radiografia computorizada com fósforo fotoestimulável em radiologia oral e maxilofacial. Oral Surg Oral Med Oral Pathol Oral Radiol Endod. 1995;80:577- 98.

179. Declaração de consenso. Prevenção, diagnóstico e terapia da osteoporose. NIH 2000;17:1- 45.

180. Bando K, Nitta H, Matsubara M, Ishikawa I. Bone mineral density in periodontally healthy and edentulous postmenopausal women. Ann Periodontol. 1998;3:322-6.

181. Kribbs PJ, Chesnut CH 3º, Ott SM, Kilcoyne RF. Relações entre o osso mandibular e esquelético numa população osteoporótica. J Prosthet Dent. 1989;62:703-7.

182. Kribbs PJ, Chesnut CH 3rd, Ott SM, Kilcoyne RF. Relações entre osso mandibular e

esquelético numa população de mulheres normais. J Prosthet Dent. 1990;63:86-9.

183. Horner K, Devlin H, Harvey L. Recognising patients with low skeletal bone mass. J Dent 2002;30:171-5.

184. Krook L, Lutwak L, Whalen JP, Henrikson PA, Lesser GV, Uris R. Human periodontal disease and osteoporosis. Cornell Vet. 1972;62:371-91.

185. Lutak L. Persistent need for dietary calcium throughout life. Geriatrics 1974;29:171-8.

186. Byung Do Lee e Stuart C. White. Age and trabecular characteristics of the alveolar bone in relation to osteoporosis (Idade e caraterísticas trabeculares do osso alveolar em relação à osteoporose). Oral Surg Oral Med Oral Pathol Oral Radiol Endod. 2005;100:92-8.

187. Bland JS. Calcium: where it should and should not be. Medicina Complementar. 1986;1:5-6.

188. Matteson SR, Deahl ST, Alder ME, Nummikoski PV. Técnicas avançadas de imagiologia. Crit Rev Oral Biol Med. 1996;7(4):346-95.

189. Shklar G. Textbook of Oral Surgery. Guralnick WL, ed. Boston: Little, Brown & Co, 1968.89-97.

190. Shafer's Text Book of Oral Pathology por R. Rajendran e B. Sivapathasundharam. 7 Ed. th Sivapathasundharam. 7 Ed. Capítulo 14, Cicatrização de feridas orais Pg591-614. Elsievier Verlag 2012.

191. Pietrokovski J. O rebordo ósseo residual em humanos. J Prosthet Dent. 1975;34:456-62.

192. Tallgren A, Lang BR, Miller RL. Estudo longitudinal das alterações do perfil dos tecidos moles em pacientes que recebem próteses completas imediatas. Int J Prosthodont. 1991;4:9-16.

193. Atwood DA. Alguns factores clínicos associados à taxa de reabsorção de cristas dentárias residuais. J Prosthet Dent. 1962;12:441-50.

194. Ichiro Nishimura, Ryuji Hosokawa, e Douglas A. Atwood. A tendência de ponta de faca das cristas residuais mandibulares nas mulheres. J Prosthet Dent. 1992;67:820-6.

195. Kelsey CC: Reabsorção óssea alveolar sob dentaduras completas. J Prosthet Dent. 1971; 25:152.

196. Wical KE, Brussee P: Effects of calcium and vitamin D supplementation on alveolar ridge resorption in patients with immediate dentures. J Prosthet Dent. 1979;41:4.

197. Amerian Diana Sones, Lawrence E. Wolinsky e F. James Kratochvil, Osteoporosis and mandibular bone resorption: A prosthetic perspective. 1986;56(6):732-6.

198. Linkswiler HM, Joyce CL, Arand CR. Retenção de cálcio a partir de proteínas e absorção

de cálcio. Trans NY Acad Sci. 1974;36:333.

199. Mazess RB: Bone mineral content in Wainwright Eskimos: A preliminary report. Arct Anthropol l&134, 1970.

200. Atwood DA. O problema da redução dos rebordos residuais. In: Winkler S, ed. Fundamentos de prótese dentária completa. Filadélfia: WB Saunders, 197953-7.

201. Massler M. Nutrição geriátrica. J Prosthet Dent. 1979;42:252-4.

202. Morris HE, Ochi S, Crum P, Orenstein I, Plezia R. Densidade óssea: a sua influência na estabilidade do implante após a descoberta. J Oral Implantol. 2003;29(6):263-9.

203. Bryant SR, Zarb GA. Resultados do tratamento protético com implantes em adultos mais velhos. J Can Dent Assoc. 2002;68(2):97- 102.

204. Bryant SR. Os efeitos da idade, posição do maxilar e condição óssea nos resultados dos implantes orais. Int J Prosthodont. 1998;11(5):470-90.

205. Deporter DA, Todescan R, Nardini K. Utilização de um implante dentário cónico com uma superfície porosa em combinação com osteótomos para restaurar dentes edêntulos no maxilar difícil. Implant Dent. 1999;8(3):233-40.

206. Misch CE, Hoar J, Beck G, Hazen R, Misch CM. Um sistema de implantes baseado na qualidade óssea: um relatório preliminar sobre a fase I e a fase II. Implant Dent. 1998;7(1):35-42.

207. Friberg B, Ekestubbe A, Sennerby L. Resultados clínicos dos implantes do sistema Branemark com diferentes diâmetros: um estudo retrospetivo. Int J Oral Maxillofac Implants. 2002;17(5):671 - 7.

208. Davarpanah M, Martinez H, Kebir M, Etienne D, Tecucianu JF. Implantes de grande diâmetro: novos conceitos. Int J Periodontics Restorative Dent. 2001;21(2):149-59.

209. Martinez H, Davarpanah M, Missika P, Celletti R, Lazzara R (2001) Estabilização óptima de implantes em osso de baixa densidade. Clin Oral Implants Res. 2001;12(5):423-32.

210. Kido H, Schulz EE, Kumar A, Lozada J, Saha S. Diâmetro do implante e densidade óssea: efeito na estabilidade inicial e resistência à extração. J Oral Implantol. 1997;23(4):163- 9

211. Stach RM, Kohles SS. Uma meta-análise que investiga a capacidade de sobrevivência clínica de implantes de superfície maquinada e implantes de osseotite em osso de fraca qualidade. Implant Dent. 2003;12(1):87-96.

212. Hutton JE, Heath MR, Chai JY, Harnett J, Jemt T, Johns RB, McKenna S, McNamara DC, van Steenberghe D, Taylor R. Factores associados às taxas de sucesso e insucesso no seguimento de 3 anos num estudo multicêntrico de sobredentaduras sobre implantes

Branemark. Int J Oral Maxillofac Implants. 1995;10(1):33-42.

213. Jemt T, Bergendal B, Arvidson K, Bergendal T, Karlsson LD, Linden B, Rundcrantz T, Wendelhag I. Estruturas de titânio soldadas suportadas por implantes no maxilar desdentado: um estudo prospetivo multicêntrico de 5 anos. Int J Prosthodont. 2002;15(6):544-8.

214. Trisi P, Lazzara R, Rao W, Rebaudi A. Contacto osso-implante e qualidade óssea: avaliação do contacto ósseo esperado e real em superfícies de implantes maquinadas e osseotizadas. Int J Periodontics Restorative Dent. 2002;22(6):535-45.

215. Friberg B, Ekestubbe A, Mellstrom D, Sennerby L. Implantes Branemark e osteoporose: um estudo clínico exploratório. Clin Implant Dent Relat Res. 2001;3(1):50-6.

216. Friberg B, Grondahl K, Lekholm U, Branemark PI. Acompanhamento a longo prazo de mandíbulas edêntulas gravemente atrofiadas reconstruídas com implantes Branemark curtos. Clin Implant Dent Relat Res. 2000;2(4):184-9.

217. Jaffin RA, Berman CL. A perda excessiva de attachments Branemark em ossos tipo IV: uma análise de 5 anos. J Periodontal. 1991;62(1):2-4.

218. Jemt T, Lekholm U. Tratamento com implantes em maxilares edêntulos: um relatório de acompanhamento de 5 anos em pacientes com diferentes graus de reabsorção maxilar. Int J Oral Maxillofac Implants. 1995;10(3):303-11.

219. Higuchi KW, Folmer T, Kultje C. Taxas de sobrevivência de implantes em pacientes parcialmente desdentados: um estudo prospetivo multicêntrico ao longo de 3 anos. J Oral Maxillofac Surg. 1995;53(3):264-8.

220. Blomqvist JE, Alberius P, Isaksson S, Linde A, Hansson BG. Factores de insucesso da integração de implantes após enxerto ósseo: uma análise comparativa osteométrica e endocrinológica. Int J Oral Maxillofac Surg. 1996;25(1):63-8.

221. Garg AK, Winkler S, Bakaeen LG, Mekayarajjananonth T. Implantes dentários e o paciente geriátrico. Implant Dent. 1997;6(3):168-73.

222. Baxter JC, Fattore L. Osteoporose e osseointegração de implantes. J Prosthodont. 1993;2(2):120-5.

223. Cooper LF. Efectores sistémicos da massa óssea alveolar e implicações para a terapia dentária. Periodontol 2000;23:103- 9.

224. Eder A, Watzek G. Tratamento de um paciente com osteoporose grave e poliartrite crónica com próteses fixas implanto-suportadas: relato de um caso. Int J Oral Maxillofac Implants.1999;14(4):587-90.

225. Friberg B. Tratamento com implantes dentários em pacientes com osteoporose grave:

relato de um caso. Int J Periodontics Restorative Dent. 1994;14(4):348-53.

226. Fujimoto T, Niimi A, Nakai H, Ueda M. Implantes osseointegrados num paciente com osteoporose: relato de um caso. Int J Oral Maxillofac Implants. 1996;11(4):539-42.

227. Garg AK, Winkler S, Bakaeen LG, Mekayarajjananonth T. Implantes dentários e o paciente geriátrico. Implant Dent. 1997;6(3):168-73.

228. Von Wowern N, Harder F, Hjorting-Hansen E, Gotfredsen K. Implantes ITI com sobredentaduras: prevenção da perda óssea em mandíbulas edêntulas? Int J Oral Maxillofac Implants. 1990;5(2):135-9.

229. Ekelund JA, Lindquist LW, Carlsson GE, Jemt T. Tratamento com implantes na mandíbula desdentada: um estudo prospetivo dos implantes do sistema Branemark ao longo de mais de 20 anos. Int J Prosthodont.2003;16(6) :602-8.

230. Kronstrom M, Widbom T, Lofquist LE, Henningson C, Widbom C, Lundberg T. Carga funcional precoce de implantes Branemark cónicos na mandíbula desdentada: um acompanhamento clínico após 12 meses. J Prosthet Dent. 2003;89(4):335-40.

231. Dao TT, Anderson JD, Zarb GA. A osteoporose é um fator de risco para a osseointegração de implantes dentários? Int J Oral Maxillofac Implants. 1993;8(2):137-44.

232. Esposito M, Hirsch JM, Lekholm U, Thomsen P. Factores biológicos que contribuem para a falha de implantes orais osseointegrados. (II). A etiopatogénese. Eur J Oral Sci. 1998;106(3):721-64.

233. August M, Chung K, Chang Y, Glowacki J. Influência do estatuto de estrogénio na osseointegração de implantes endósseos. J Oral Maxillofac Surg. 2001;59(11):1285-9.

234. Smith RA, Berger R, Dodson TB. Factores de risco associados a implantes dentários em pacientes saudáveis e clinicamente comprometidos. Int J Oral Maxillofac Implants. 1992;7(3):367-72

235. Elsubeihi ES, Zarb GA. Prótese sobre implantes em pacientes clinicamente comprometidos: Experiências da Universidade de Toronto. J Can Dent Assoc. 2002;68(2):103-8.

236. Esposito M, Hirsch JM, Lekholm U, Thomsen P. Factores biológicos que contribuem para a falha de implantes orais osseointegrados. (I). Critérios de sucesso e epidemiologia. Eur J Oral Sci. 1998;106(1):527-51.

237. Friberg B, Ekestubbe A, Sennerby L. Resultados clínicos dos implantes do sistema Branemark com diferentes diâmetros: um estudo retrospetivo. Int J Oral Maxillofac Implants. 2002;17(5):671-7.

238. Hildebrand H, Ehrenfeld M, Schneider F, Goerlich R, Goerlich H, Spitz J, Wolf J, Delling G. Possibilidades de determinação pré-operatória da qualidade do enxerto utilizando um índice de osteoporose. Fortschr Kiefer Gesichtsschir. 1994;39:34-9.

239. Johns RB, Jemt T, Heath MR, Hutton JE, McKenna S, McNamara DC, van Steenberghe D, Taylor R, Watson RM, Herrmann I. A multicentre study of overdentures supported by Branemark implants. Int J Oral Maxillofac Implants. 1992;7(4):513-22.

240. Klemetti E, Vainio P, Lassila V. Mineral density in the mandibles of partially and completely edentulous postmenopausal women. Scand J Dent Res. 1994;102(1):64-7.

241. Lindh C, Nilsson M, Klinge B, Petersson A. Tomografia computorizada quantitativa do osso trabecular mandibular. Dentomaxillofac Radiol. 1996;25(3):146-50.

242. Von Wowern N, Stoltze K. Diferenças de idade na largura cortical das mandíbulas determinadas por histoquantitação. Scand J Dent Res. 1979;87(3):225-33.

243. Cummings SR, Black D. Bone mass measurements and risk of fracture in Caucasian women: a review of findings from prospective studies. Am J Med. 1995;98(2A):24S-28S.

244. Klinge B, Johansson C, Albrektsson T, Hallstrom H, Engdahl T. Um novo método para obter biópsias ósseas em locais de implantes no peri-operatório: técnica e estrutura óssea. Clin Oral Implants Res. 1995;6(2):91- 5.

245. Esposito M, Hirsch JM, Lekholm U, Thomsen P. Factores biológicos que contribuem para a falha de implantes orais osseointegrados. (I). Critérios de sucesso e epidemiologia. Eur J Oral Sci. 1998;106(1):527-51.

246. Adell R, Lekholm U, Rockler B, Branemark PI. Um estudo de 15 anos de implantes osseointegrados no tratamento da mandíbula edêntula. Int J Oral Surg. 1981;10(6):387-416.

247. Mori H, Manabe M, Kurachi Y, Naguno M. Osseointegração de implantes dentários em osso de coelho de baixa densidade mineral. J Oral Maxill Surg. 1997;55:351-61.

248. Von Worwen N, Klausen B, Kollerup G. Osteoporose: um fator de risco para a doença periodontal. J Periodontal. 1994;65:1134-8.

249. Wakley GK, Baylink DJ. Systemic influences on bone response to dental and orthopaedic implants (Influências sistémicas na resposta óssea a implantes dentários e ortopédicos). J Oral Implantol. 1988;14:285-311.

250. Cho P, Schneider GB, Krisan K, Keler JC. Investigação da interface osso-implante em osso osteoporótico induzido experimentalmente. Implant Dent. 2004;13:79-87.

251. M. A. L. Amorim, L. Takayama . V. Jorgetti, R. M. R. Pereira Estudo comparativo da densidade mineral óssea axial e femoral e dos parâmetros de qualidade óssea mandibular em

pacientes portadores de implantes dentários. Osteoporos Int. 2006;17: 1494-500.

252. Minsk L, Polson AM. Resultados de implantes dentários em mulheres pós-menopáusicas submetidas a terapia hormonal. Compend Contin Educ Dent. 1998;19(9):859-64.

253. M. Mozzati & V. Arata & G. Gallesio. Extração de dentes em pacientes osteoporóticos que tomam bisfosfonatos orais. Osteoporos Int. 2013;24:1707-12.

254. Edwards BJ, Hellstein JW, Jacobsen PL et al (2008) Updated recommendations for managing the care of patients receiving oral bisphosphonate therapy: an advisory statement from the American Dental Association Council on Scientific Affairs. J Am Dent Assoc 139(12):1674-7

255. Regev E, Lustmann J, Nashef R. Extração dentária atraumática em pacientes tratados com bisfosfonatos. J Oral Maxillofac Surg. 2008;66:1157-61.

256. Malden N, Beltes C, Lopes V. Extrações dentárias e bisfosfonatos: avaliação, consentimento e manejo, uma proposta de algoritmo. Br Dent J. 2009;206:93-8.

257. Habets LL, Bras J, Borgmeyer-Hoelen AM. Atrofia mandibular e perda óssea metabólica. Endocrinologia, radiologia e histomorfometria. Int J Oral Maxillofac Surg. 1988;17(3):208-11.

258. Morrison NA, Qi JC, Tokita A, Kelly PJ, Crofts L, Nguyen TV, Sambrook PN, Eisman JA. Predicting bone density from vitamin D recetor alleles (Previsão da densidade óssea a partir de alelos de receptores de vitamina D). Nature. 1994;367(6460):284- 7

259. Prentice A. Diet, nutrition and the prevention of osteoporosis (Dieta, nutrição e prevenção da osteoporose). Saúde Pública Nutr. 2004;7(1A):227-43.

260. Schacht E. Terapia diferencial da osteoporose - uma visão geral baseada em descobertas recentes sobre a patogénese. Z Rheumatol. 1994;53(5):274-98.

261. Seeman E, Eisman JA. Tratamento da osteoporose: porquê, quem, quando e como tratar? A consideração mais importante é o risco absoluto de fratura do indivíduo. Med J Aust. 2004;180(6):298-303.

262. B. Hohlweg-Majert 4 R. Schmelzeisen 4 B.M. Pfeiffer E Schneider. A importância da osteoporose na cirurgia craniomaxilofacial: Uma revisão da literatura. Osteoporos Int. 2006;17:167-79.

263. Chew DJ, Edmondson HD. A study of fall-related jaw injuries in the elderly. J Oral Rehabil. 1996;23(7):505-9.

264. Fasola AO, Obiechina AE, Arotiba JT. Incidência e padrão de fraturas da articulação temporomandibular em idosos. Int J Oral Maxillofac Surg. 2003;32(2):206-8.

265. Goldschmidt MJ, Castiglione CL, Assael LA, Litt MD. Trauma craniomaxilofacial em idosos. J Oral Maxillofac Surg. 1995;53(10):1145-9.

266. Werning JW, Downey NM, Brinker RA, Khuder SA, Davis WJ, Rubin AM, Elsamaloty HM. Os efeitos da osteoporose em pacientes com traumatismo maxilofacial. Arch Otolaryngol Head Neck Surg. 2004;130(3):353-6.

267. Gilbert GH, Minaker KL. Princípios de avaliação do risco cirúrgico em pacientes idosos. J Oral Maxillofac Surg. 1990;48(9):972-9.

268. Santora TA, Schinco MA, Trooskin SZ. Tratamento de traumas em pacientes idosos. Surg Clin North Am. 1994;74(1):163-86.

269. Thaller SR. Fracturas da mandíbula edêntula: um estudo retrospetivo. J Craniofac Surg. 1993;4(2):91-4.

270. Bochlogyros PN. Não união de fraturas da mandíbula. J Maxillofac Surg. 1985;13(4):189-93.

271. Bruce RA, Ellis E III O segundo estudo da Academia Chalmers J. Lyons sobre fracturas da mandíbula edêntula. J Oral Maxillofac Surg. 1993;51(8):904-11.

272. Kunz C, Hammer B, Prein J. Fracturas da mandíbula atrófica edêntula. Tratamento das fracturas e complicações. Cirurgia Oral e Maxilofacial. 2001;5(4):227-32.

273. Amaratunga NA. Estudo comparativo dos aspectos clínicos das fracturas mandibulares em desdentados e edêntulos. J Oral Maxillofac Surg. 1988;46(1):3-5.

274. Bruce RA, Strachan DS. Fracturas da mandíbula edêntula: o estudo da Academia Chalmer J Lyons. J Oral Surg. 1976;34(11):973-9.

275. Krebs FJ III Placa de compressão dinâmica no tratamento da mandíbula edêntula fracturada. Laryngoscope. 1988;98(2):198-201.

276. Luhr HG, Reidick T, Merten HA. Resultados do tratamento de fracturas da mandíbula edêntula atrófica por placas de compressão: uma avaliação retrospetiva de 84 casos consecutivos. J Oral Maxillofac Surg. 1996;54(3):250-4.

277. Levine PA, Goode RL. Tratamento de fracturas da mandíbula edêntula. Arch Otolaryngol. 1982;108(3):167-73.

278. Levine PA. Técnica da placa de compressão AO para o tratamento de fracturas da mandíbula edêntula. Otolaryngol Clin North Am. 1987;20(3):457-77.

279. Alpert B, Gutwald R, Schmelzeisen R. Novas inovações na fixação craniomaxilofacial: o sistema 2.0 Lock. Keio J Med. 2003;52(2):120-7.

280. Haug RH, Street CC, Goltz M. A personalização da placa influencia a estabilidade? Uma

comparação biomecânica de placas bloqueadas e não bloqueadas. J Oral Maxillofac Surg. 2002;60(11):1319-26.

281. Bochlogyros PN. Não união de fraturas da mandíbula. J Maxillofac Surg. 1985;13(4):189-93.

282. Buchbinder D. Tratamento de fracturas da mandíbula edêntula, 1943 a 1993: uma revisão da literatura. J Oral Maxillofac Surg. 1993;51(11):1174-80.

283. Amaratunga NA. Estudo comparativo dos aspectos clínicos das fracturas mandibulares em desdentados e edêntulos. J Oral Maxillofac Surg. 1988;46(1):3-5.

284. Thaller SR. Fracturas da mandíbula edêntula: um estudo retrospetivo. J Craniofac Surg. 1993;4(2):91-4.

285. Obwegeser HL, Sailer HF. Uma forma diferente de tratar fracturas da mandíbula edêntula atrofiada. J Maxillofac Surg. 1973;1(4):213-21.

286. Falcone PA, Haedicke GJ, Brooks G, Sullivan PK. Fracturas maxilofaciais em idosos: um estudo comparativo. Plast Reconstr Surg. 1990;86(3):443-8.

287. Gerbino G, Roccia F, De Gioanni PP, Berrone S. Maxillofacial trauma in the elderly. J Oral Maxillofac Surg. 1999;57(7):777-82.

288. Hussain K, Wijetunge DB, Grubnic S, Jackson IT. A comprehensive analysis of craniofacial trauma. J Trauma. 1994;36(1):34-47.

289. Riggs BL, Jowsey J, Ackerman E, Hazelrig JB. Efeitos a curto e longo prazo do estrogénio na hormona anabólica sintética na osteoporose pós-menopausa. J Clin Invest 1972;51:1659-63.

290. Judd H. Terapia de substituição de estrogénios: indicações e complicações. Ann Intern Med. 1983;98:195-205.

291. Programa Colaborativo de Vigilância de Medicamentos de Boston. Doença da vesícula biliar confirmada cirurgicamente, tromboembolismo venoso e tumores da mama associados à terapia com estrogénios na pós-menopausa. N Engl J Med. 1974;290:15-9.

292. Atabor L. Effect of exogenous estrogen on carbohydrate metabolism in postmenopausal women (Efeito do estrogénio exógeno no metabolismo dos hidratos de carbono em mulheres pós-menopáusicas). Am J Obstet Gynecol. 1972;113:383-7.

293. Pfeffer R. Estrogen use and risk of stroke in postmenopausal women (Utilização de estrogénios e risco de acidente vascular cerebral em mulheres pós-menopáusicas). Am J Epidemiol. 1976;103:445-56.

294. Christiansen C. Prevention of early postmenopausal bone loss: controlled 2-year study in

315 normal women. Eur J Clin Invest. 1980;10:273-9.

295. Garn SM, Rohmann CG, Wagner B, Ascoli W. Continuous bone growth throughout life: a general phenomenon. Am J Phys Anthropol. 1967;26:313-7.

296. Smith RW Jr, Frame B. Concurrent axial and appendicular osteoporosis: its relation to calcium consumption. N Engl J Med. 1965;273:73-8.

297. Hegsted DM. Ingestão de minerais e perda óssea. Fed Proc. 1967;26:1747-54.

298. Nilas L. Calcium supplementation and postmenopausal bone loss (Suplemento de cálcio e perda óssea pós-menopausa). Br Med J 1984;289:1103-6.

299. Matkovic V, Kostial K, Simovovic I, et al. Estado ósseo e taxas de fratura em duas regiões da Jugoslávia. Am J Clin Nutr 1979;32(3):540-9.

300. R. P. Blank, H.A. Diehl, G.T. Ballard e R.C. Melendez. Calcium metabolism and osteoporotic alveolar ridge resorption: a protein link J Prosthet Dent. 1987;58(5):590-5.

301. Humphries S, Devlin H, Worthington H. Aradiographic investigation into bone resorption ofmandibular alveolar bone in older edentulous adults. J Dent. 1989;17:94-6.

302. Kawano F, Dootz ER, Koran A III, Graig RG. Comparação da força de ligação de seis inlays protéticos de resina de base de dentadura macia. J Prosthet Dent. 1992;68:299-307.

303. Curtis TA, Ware WH. Enxerto ósseo autógeno para mandíbulas edêntulas atróficas. J Am Dent Assoc. 1977;38:366-79.

304. Becker W, Hujoel PP, Becker BE, Willingham H. Osteoporose e fracasso dos implantes: um estudo exploratório de caso-controlo. J Periodontol. 2000;71:625-31.

305. Augat P, Fuerst T, Genant HK. Análise quantitativa do mineral ósseo do antebraço: uma visão geral. Osteoporos Int. 1998;8:299-310.

306. De Melo L, Piattelli A, Lezzi G, d'Avila S, Zenobio EG, Shibli JA. Avaliação histológica humana de um implante roscado com seis anos de idade retirado de um paciente com osteoporose. J Contemp Dent Pract. 2008;9:99-105.

307. Shibli JA, Aguiar KCDS, Melo L, d'Avila S, Zeno 'bio EG, Faveri M, et al. Comparação histológica entre implantes retirados de pacientes com e sem osteoporose. Int J Oral Maxillofac Surg. 2008;37(4):321-7.

308. Holahan CM, Koka S, Kennel KA, Weaver AL, Assad DA, Regennitter FJ, Kademani D. Efeito do estado osteoporótico na sobrevivência de implantes dentários de titânio. Int J Oral Maxillofac Implants. 2008;23:905-10.

309. Kribbs PJ, Smith DE, Chesnut CH. Achados orais na osteoporose. Parte II: Relação entre o rebordo residual e a reabsorção óssea alveolar e a osteopenia esquelética generalizada. J

Prosthet Dent. 1983;50:719-24.

310. Slagter KW, Raghoebar GM, Vissink A. Osteoporose e maxilares edêntulos. J Prosthet Dent. 2008;100(5):398-99.

311. Klemetti E. Uma visão geral da reabsorção do rebordo residual e da densidade óssea. J Prosthet Dent. 1996;75:512-14.

312. Kondell PA, Nordenram A, Landt H. Implantes de titânio no tratamento do edentulismo: a influência da idade do paciente no prognóstico. Gerodontia. 1988;4:280-4.

313. Gaetti-Jardim EC, Santiago-Junior JF, Goiato MC, Pellizer EP, Magro-Filho O, Jardim

# Índice

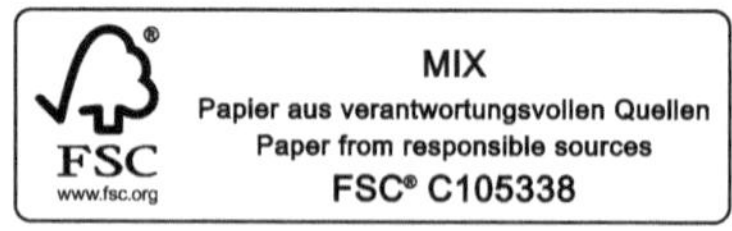


Printed by Books on Demand GmbH, Norderstedt / Germany